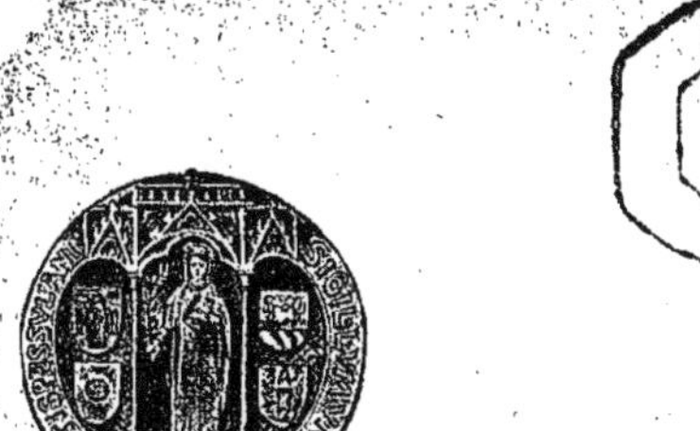

DOCTEUR C. ANGUELOFF

Contribution à l'Etude du Pouls lent permanent ou Maladie d'Adams-Stokes

MONTPELLIER
GUSTAVE FIRMIN ET MONTANE

CONTRIBUTION A L'ÉTUDE

DU

POULS LENT PERMANENT

OU

MALADIE D'ADAMS-STOKES

PAR

C. ANGUELOFF

DOCTEUR EN MÉDECINE

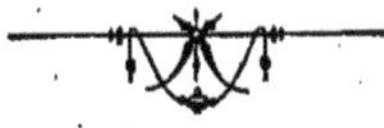

MONTPELLIER

G. FIRMIN ET MONTANE, IMPRIMEURS DE L'UNIVERSITÉ

Rue Ferdinand-Fabre et Quai du Verdanson

1900

A LA MÉMOIRE DE MES PARENTS

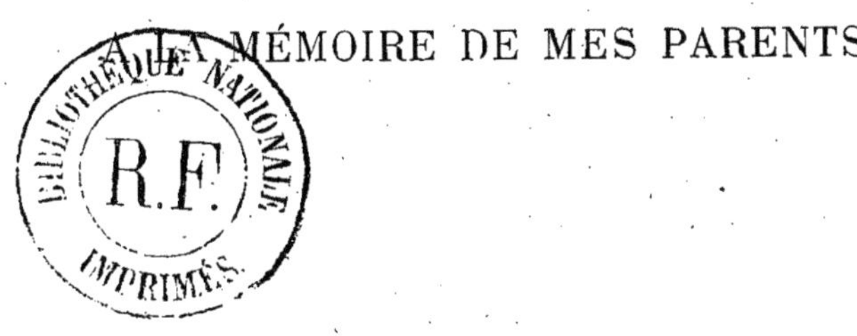

A MA SŒUR

Faible témoignage de reconnaissance.

A MES FRÈRES

C. ANGUELOFF.

A MON PRÉSIDENT DE THÈSE

M. LE PROFESSEUR MAIRET

DOYEN DE LA FACULTÉ DE MÉDECINE

C. ANGUELOFF.

AVANT-PROPOS

L'étude que nous avons entreprise sur le « pouls lent permanent » nous a été inspirée par M. le professeur-agrégé Vires à propos d'un malade du service des vieillards de l'Hôpital-Général. Ce malade est d'autant plus intéressant qu'il présente des troubles mentaux, c'est un lypémaniaque.

Morgagni, cent ans avant Stokes, a tracé un tableau merveilleusement fidèle de cette affection. Il avait été frappé par la coïncidence des crises et le ralentissement du pouls ; il avait remarqué non seulement la fréquence des crises chez les vieillards, dont le pouls était habituellement rare, mais encore le ralentissement passager du pouls après les crises. Il cite le cas d'un marchand de Padoue, âgé de 64 ans, qui avait joui d'une bonne santé jusqu'à l'âge indiqué ci-dessus, lorsqu'il survint des événements qui donnèrent lieu chez lui à des affections de l'âme très vives, à la terreur, à la crainte, ensuite à la colère et au chagrin. Peu de jours après, il tomba attaqué d'une sorte de vertige. Le lendemain, il commença à éprouver des mouvements convulsifs et une attaque semblable à celle de l'épilepsie ; cette attaque était courte, mais fréquente, et elle se terminait par des rapports fétides ; il s'ensuivait quelquefois la rougeur de la face, quelquefois la pâleur, mais toujours un sentiment de serrement à la gorge et de pesanteur à l'estomac. Le pouls était bien fort dans ce moment, mais dur et rare (1).

Malheureusement, Morgagni s'est borné à signaler ce cas, sans chercher à en tirer les éléments d'une entité morbide.

C'est en 1827 qu'Adams a signalé un cas de pouls lent permanent avec attaques syncopales et épileptiformes. En 1842, Stokes a donné une description plus complète de cette maladie. Depuis lors, un nombre assez considérable de travaux a paru sur le même sujet. Halberton, Hutchinson, Gull, Rosenthal, sont venus apporter de nouvelles observations. Plus tard, Charcot a magistralement traité la question qui nous occupe. En 1879, le docteur Blondeau, s'inspirant des idées de son maître et leur donnant un plus grand développement, traita ce sujet dans sa thèse inaugurale. Dans la suite, Clozel de Boyer, Truffet, Lasègue, Bouessée, Cornil, Potureau, Malassez, Vigouroux, etc., se sont occupés de cette affection.

Malgré tous ces travaux, la pathogénie de cette maladie est encore mal élucidée. Nous nous sommes attaché à exposer tout ce qui a été dit en la matière, trop heureux si ce modeste travail pouvait contribuer à élucider la question. Nous nous sommes contenté d'exposer les différentes théories relatives à cette maladie, laissant à de plus compétents que nous le soin de choisir la meilleure.

La dénomination elle-même a donné lieu à de nombreuses controverses. En 1884, M. le docteur Huchard, dans son livre des maladies du cœur et des vaisseaux, a proposé d'appeler cette affection : « la maladie d'Adams-Stokes », du nom

(1) Brissaud. — *Leçons cliniques sur les maladies nerveuses*, 1895, Paris.

des premiers auteurs qui l'ont signalée. Ce nom lui paraît d'autant plus mérité que, quelquefois, on rencontre la maladie du pouls lent permanent sans le pouls lent permanent.

Nous ne saurions mieux commencer notre travail qu'en remerciant tous ceux qui nous ont encouragé et aidé dans le cours de nos études.

M. le professeur-agrégé Vires a droit à toute notre reconnaissance pour l'amabilité avec laquelle il nous a guidé dans l'accomplissement de ce modeste travail. Qu'il reçoive, ici, l'expression de notre sincère gratitude.

A nos Maîtres de l'école de Montpellier, nous dirons notre vive reconnaissance. C'est d'eux que nous tenons le meilleur de nous-même, nous nous en souviendrons toujours.

En quittant Montpellier, nous laissons de nombreux amis. Merci à tous des bonnes heures passées en commun. Nous remercierons particulièrement le docteur Géraudie et le docteur Ignatieff, qui nous ont aidé en bons camarades dans nos derniers travaux.

CONTRIBUTION A L'ÉTUDE

DU

POULS LENT PERMANENT

OU

MALADIE D'ADAMS-STOKES

SYMPTOMATOLOGIE

Sous le nom de « pouls lent permanent » « ou maladie d'Adams-Stokes » on doit comprendre le syndrome bien connu cliniquement et caractérisé par les trois grands symptômes : pouls lent permanent, attaques syncopales, attaques épileptiformes.

Cette définition, si simple qu'elle soit, écarte d'elle-même le fait du pouls lent transitoire ou du pouls lent permanent physiologique chez des personnes saines.

Il est admis par la physiologie que le pouls d'une personne bien portante bat de 70 à 75 pulsations par minute. Mais, à côté de cet état normal, il n'est pas rare de rencontrer des personnes dont le pouls présente 60 pulsations ou un nombre moindre sans accompagnement d'un état pathologique quelconque. Ainsi, M. le Dr Vigouroux a eu l'occasion de suivre pendant cinq ans un laboureur qui ne se plaignait d'aucun malaise et dont le pouls présentait 20 pulsations par minute. M. Rendu cite le cas d'un homme dont le pouls battait seulement 16 à 18 fois par minute et qui n'éprouvait aucun malaise. Leflaive a eu l'occasion d'observer un vieillard dont le nombre habituel de pulsations oscillait entre 50 et 60 et chez lequel le chiffre de 70 était l'indice d'un mouvement fébrile. Et il est probable qu'il n'est pas de médecin qui n'ait rencontré le même fait sans pouvoir le rattacher à un état pathologique.

A côté de ce pouls lent permanent physiologique, on observe encore le pouls lent transitoire qu'on peut rencontrer dans certains empoisonnements (digitale, plomb, etc.), dans la méningite tuberculeuse, dans certains traumatismes crâniens, dans l'ictère, etc.

Après avoir mentionné les différentes formes de pouls lent qui ne doivent pas rentrer dans le cadre de la maladie d'Adams-Stokes, nous allons entrer dans la description des différents symptômes qui caractérisent la forme habituelle de la maladie du pouls lent permanent, en nous réservant pour plus tard de citer quelques formes particulières.

1° Pouls lent permanent

Quelle doit être la limite du nombre des pulsations pour admettre qu'on se trouve en présence du pouls lent permanent? Il est difficile, bien sûr, de donner un chiffre déterminé. Habituellement on considère le pouls comme pathologique, quand il bat de 40 à 50 pulsations par minute. Mais pourrait-on considérer ces chiffres comme fixes lorsque, jetant un coup d'œil sur les observations rapportées plus loin, on trouve les chiffres de 35, 48, 39, 8, 10, etc. ?

Il est des malades dont le nombre de pulsations est encore inférieur à ceux qui précèdent. Halberton cite un malade chez qui le pouls battait généralement 33 fois par minute, et qui, parfois, tombait à 20 et même 15 pulsations. Le même auteur rapporte un cas, quoique unique, où il n'y avait que 5 pulsations par minute. « Au-dessous de ce nombre, dit Regnard dans sa thèse, nous pouvons considérer le malade comme en véritable état d'asystolie ».

En prenant le pouls, la première chose qui frappe est la lenteur avec laquelle il bat et puis la grande tension de la pression sanguine. « Les artères, dit Stokes, paraissent être dans un état de distension permanente..... Les ramifications des temporales sur le crâne apparaissent en relief, comme sur un sujet bien injecté ». Mais, à part cela, le pouls est plein, régulier et bien frappé, à moins qu'il n'existe une dégénérescence concomitante du muscle cardiaque.

Le tracé sphygmographique représente « une ligne d'ascension ordinairement verticale et élevée, d'autres fois oblique, sans trace de dicrotisme. Souvent, au milieu de ce tracé, on constate des pulsations avortées, survenant parfois d'une façon régulière sous forme de pouls bigéminé » (Huchard).

Un caractère assez important est que le pouls lent permanent n'est pas influencé par les causes d'accélération du pouls normal. Ni les émotions, ni les fatigues, ni la marche, ne l'accélèrent. La fièvre la plus forte en augmente à peine la fréquence. M. Gingeot a observé un malade dont le chiffre ordinaire de pulsations était de 30 par minute et qui atteignait à peine 40 avec une température de 39°. M. le Dr Trépan cite, dans la *Gazette médicale de Picardie*, un malade dont le pouls était habituellement à 29 et qui n'a jamais eu plus de 34 pulsations au cours d'une maladie fébrile. Chez le malade de M. Potain, cité par Vaquez, la température s'est élevée à 40° 2 pendant un embarras gastrique et les pulsations ont monté de 24 seulement à 29.

A l'examen du cœur, on constate à peu près les mêmes phénomènes que ceux indiqués par le pouls. Il arrive parfois que la pointe du cœur soit déplacée en bas et en dehors consécutivement à l'hypertrophie cardiaque. M. Regnard insiste sur ce fait, en disant que la percussion donne en général une matité exagérée, indiquant une hypertrophie cardiaque qui paraît porter surtout sur les cavités gauches.

A l'auscultation du cœur, on est frappé par la longueur extrême des silences. Assez souvent, les deux bruits sont normaux. M. Blondeau a observé ce fait dans 11 cas parmi les 17 qu'il cite. Le deuxième bruit peut être plus retentissant, à cause de la tension sanguine plus élevée. Le rythme n'en est pas troublé. Les différents souffles qu'on peut entendre sont dus aux lésions des orifices cardiaques. M. le Dr Blondeau va même plus loin en disant qu'on peut entendre ces souffles sans qu'aucune lésion des orifices ne les explique à l'autopsie. En écoutant attentivement, il arrive parfois que « le premier bruit, assez nettement frappé, soit suivi d'un ou deux bruits lointains et sourds, lui répondant comme une sorte d'écho prolongé ». « Ces bruits systoliques en écho, comme je les appelle, dit Huchard, représentent des systoles incomplètes et impuissantes ». Ce phénomène a été observé déjà par Stokes, qui dit dans une de ses observations : « On entend de temps à autre comme des tentatives de contractions qui avortent environ quatre fois par minute. Ces bruits incomplets n'altèrent point les intervalles qui séparent les bruits normaux du cœur. Ils paraissent remplir cet intervalle ». Stokes attribuait ces bruits incomplets à la contraction des seules oreillettes. A l'encontre de l'opinion de M. Huchard, il y a aujourd'hui beaucoup d'auteurs qui considèrent, comme Stokes, que ces bruits sont plutôt formés par la contraction des oreillettes que par des systoles avortées. Nous savons aujourd'hui que cette contraction des oreillettes peut se faire indépendamment de celle des ventricules. Letulle nous dit, dans sa thèse d'agrégation, que l'excitation faible du pneumogastrique, particulièrement du côté droit, n'arrête pas le cœur ; ses mouvements sont simplement ralentis. Mais, le plus souvent, on n'obtient qu'un ralentissement partiel du cœur, l'oreillette continuant à battre à peu près son rythme normal, tandis que le ventricule manque de temps en temps un certain nombre de contractions ».

M. Chauveau vient à l'appui de cette interprétation. Il rapporte le fait d'un homme dont le ventricule du cœur ne se contractait que 20 fois par minute, tandis que les oreillettes se contractaient trois fois plus souvent, c'est-à-dire environ 65 fois. Le pouls radial était à 24 ; le plateau systolique était prononcé, et l'abaissement lent et sans ondulations. Quant au pouls cardiaque, pris à l'aide du tambour de Marey, il mettait en évidence deux sortes de pulsations, les unes, fortes, synchrones avec les pulsations radiales, les autres, plus petites et plus brèves, battant un peu plus souvent que la seconde. A l'auscultation, il en résultait une succession de bruits assez semblables à ceux du galop. L'oreille distinguait les deux bruits appartenant à chaque grande pulsation ventriculaire ; de temps en temps, il s'y ajoutait un nouveau bruit donnant l'illusion d'un dédoublement. Rien, dans le tracé du pouls radial, ne correspondait aux petits bruits qui étaient manifestement synchrones avec les pulsations de la veine jugulaire. Il s'agissait donc bien d'un rythme auriculaire. Tripier rapporte aussi un cas semblable. Vaquez, dans la *Gaz. hebd.* dit : « Sur des tracés recueillis simultanément à la région précordiale, au pouls radial et sur la jugulaire, nous avons pu constater l'existence de soulèvements veineux analogues à ceux que produit dans la jugulaire la contraction de l'oreillette droite. Ces reflux complémentaires se retrouvaient à peu près toujours à la même distance dans le long intervalle de la diastole. Parfois, ils s'accompagnaient d'un léger soulèvement, perceptible à l'oreille dans la région des oreillettes ; plus rarement encore précédaient exactement une légère pulsation systolique, cardiaque, visible sur le tracé du pouls radial sous forme d'un soulèvement à peine marqué. »

Comme état général, les malades se trouvent assez bien. Il y en a parmi eux qui se plaignent de palpitations, de céphalalgies et de douleurs épigastriques.

2° Attaques syncopales

Il arrive fréquemment que ces attaques ne surviennent pas d'emblée, mais qu'elles commencent d'abord par un simple étourdissement ou des vertiges. Dès le matin, le malade est pris d'une céphalalgie forte et diffuse, qui est exagérée par le moindre effort. Le malade se sent tout à fait affaibli : « il est sous l'influence d'un trouble vague et d'une appréhension instinctive » ; les forces l'abandonnent, les jambes se dérobent sous lui et il cherche un point d'appui pour éviter la chute. Tous ces accidents peuvent s'arrêter là ; mais parfois les troubles peuvent aller plus loin ; les symptômes peuvent s'exagérer, et il y a alors perte de connaissance, il y a syncope. Des signes semblables à l'aura peuvent précéder immédiatement la syncope. Des battements du cœur, sifflements dans les oreilles, poids à l'estomac ou dans la tête, bruits étranges de tonnerre ou de vitres brisées, fourmillements dans les membres inférieurs, sont ceux qu'on rencontre dans les observations.

Dans son observation, Stokes nous dit : « Le malade est à peine averti de l'approche d'une attaque ; il sent un poids, d'abord dans l'estomac, puis dans le côté droit du corps, puis dans la tête ; là, il fait explosion et disparaît en laissant le malade en proie à la stupeur ; souvent, il y a, en même temps, une sensation de battements précipités du cœur ». Après cela, le malade tombe sans connaissance, reste dans cet état pendant quelques secondes ou quelques minutes, sans donner signe de vie et sans respirer. Le cœur bat encore, mais le pouls est considérablement ralenti. Halberton a même observé un malade chez qui le pouls s'arrêtait pendant l'attaque et chez qui la syncope ne cessait que lorsque le cœur reprenait ses battements.

Voici quelle est la description que M. Malassez en a donnée à la Société de Biologie, le 5 mai 1875 : « Ces pertes de connaissance ne sont précédées d'aucun symptôme prémonitoire. Subitement, on voit la face du malade pâlir et les yeux devenir fixes d'abord, puis se porter en haut et un peu en dedans, pendant que la tête se renverse légèrement en arrière. La respiration s'arrête en inspiration et le pouls disparaît complètement. Cependant, à l'auscultation, on reconnaît que le cœur bat encore, mais très faiblement. Cela ne dure que quelques secondes, au bout desquelles le malade se met à respirer largement ; alors, le pouls réapparaît, la face devient rouge, pourpre, les yeux s'injectent et, tout hagards, se portent de côté et d'autre. Enfin, la rougeur cesse, le malade s'essuie le front tout en sueur, l'accès est fini. La durée de ces accès est très variable, les plus longs ne dépassent pas une minute ; les périodes de pâleur et de rougeur ont une durée sensiblement égale. »

« Ces attaques pseudo-apoplectiques, comme M. Huchard les appelle dans son *Traité des Maladies du cœur*, ont un caractère important, elles ne sont pas suivies de paralysies ». Cela n'a pas échappé à l'éminent observateur Stokes, qui nous dit dans son observation : « Le symptôme nerveux le plus important est l'apoplexie ou fausse apoplexie, qui frappe si fréquemment les malades. Elle diffère de l'apoplexie sanguine ordinaire par la répétition fréquente des attaques, par la rareté de la paralysie consécutive et le danger qui résulte d'un traitement antiphlogistique et les bons effets des stimulants ».

Quelquefois, les choses ne vont pas comme cela. Le malade semble se réveiller et le pouls reprend sa fréquence habituelle. Mais la respiration, au lieu de devenir normale, prend le type de Cheyne-Stokes ; la figure se congestionne, devient cyanosée. La respiration peut devenir de plus en plus difficile, elle peut s'arrêter tout à fait et le malade meurt ; c'est une terminaison assez fréquente de cette maladie.

Observation première

(Résumée)

Voici une observation empruntée au Traité de M. Huchard, sur les maladies du cœur et des vaisseaux :

Il s'agit d'un malade atteint par le fait d'une athéromasie artérielle très prononcée, d'une insuffisance aortique des plus nettes. Il avait un pouls lent (à 50 puls.) ; il se plaignait d'étourdissements fréquents, de vertiges, de lipothymie, et un jour il eut, en notre présence, une syncope prolongée, à la suite de laquelle la respiration resta pendant une heure suspirieuse avec le caractère du type de Cheyne-Stokes. Je vous ai annoncé la mort subite à bref délai, et, quinze jours plus tard, une syncope emportait notre malade.

Chez ce malade, l'athéromasie avait envahi les artères du cerveau et surtout celles du bulbe. C'était à la fois un aortique et un bulbaire.

Observation II

(Résumée.— Th. Regnard, 1890)

Pouls lent, permanent, avec crises angineuses et syncopales. Autopsie : dégénérescence graisseuse du cœur. — Aortite aiguë.

Del... (Eugène), âgé de 30 ans, contrôleur à la Compagnie des omnibus de Paris. Entré à l'hôpital Lariboisière, le 2 septembre 1887. Service de M. le docteur E. Hirtz.

Pris subitement d'une douleur violente dans la région du cœur, douleur qui s'étendit à un point correspondant dans le dos.

Il eut une angoisse extrême, et on dut le retenir pour l'empêcher de tomber; la crise dura un quart d'heure, environ.

Pendant trois mois, chaque jour, à la même heure, cet accès le reprenait avec la même intensité et la même durée. Quelquefois, il avait deux ou trois accès par jour.

Dans le service de M. le professeur G. Sée, à l'Hôtel-Dieu, on lui administra de la spartéine; l'amélioration fut notable; le pouls, qui était très lent, remonta de 28 à 50.

Après deux mois et demi de traitement, le malade reprit ses occupations; mais, quinze jours plus tard, une nouvelle attaque le fit entrer dans notre service (septembre 1887).

Etat actuel : pouls lent, à 30 battements par minute.

D'après notre malade, voici la description d'une de ses crises : début subit par une sensation de piqûre du cœur qui s'accompagne et d'angoisses et d'arrêt de la respiration. Ces phénomènes durent une, deux, trois, quatre, cinq minutes; puis, il éprouve une sensation de fourmillement qui part de la plante du pied et remonte à la tête. Alors, il lui semble entendre un grand bruit de vitres brisées : au bout de deux à cinq minutes, l'accès se termine, la respiration revient, et Del... se retrouve à son état normal.

3° Attaques épileptiformes

Ces attaques sont les plus rares. Souvent, elles ne surviennent qu'à la suite de l'attaque syncopale, pendant laquelle le malade est encore dans une demi-conscience.

Rien ne les distingue des attaques ordinaires de l'épilepsie, si ce n'est le manque fréquent du cri initial. Sauf cela, tout y est : la perte de connaissance, l'insensibilité, la déviation des yeux, les convulsions toniques, les convulsions cloniques et puis, la dernière phase de la crise, le stertor. Après la crise, le malade reste somnolent et abattu, pour revenir, après un temps plus ou moins long, à son état normal. Ces accidents peuvent se répéter fréquemment et amener à leur suite une altération dans l'état général du malade, comme aussi dans ses fonctions intellectuelles. L'intelligence s'affaiblit, la mémoire se perd et le malade se trouve dans un état plus ou moins bizarre.

Nous rapportons deux observations empruntées à la thèse de M. le docteur Blondeau, qui nous donnent une idée assez nette de ces attaques épileptiformes.

Observation III

(Résumée)

Pouls lent permanent. — *Attaques épileptiformes.* — Etourdissement. — Mort subite par syncope.

Herb..., Marie, domestique, âgée de 72 ans, entre à l'infirmerie de la Salpétrière (service de M. Charcot), le 25 août 1860.

Sujette à des étourdissements qui la forcent à se tenir aux murs.

24 janvier 1861.— Herb... a un accès. Elle dit que tout tourne autour d'elle et qu'elle va tomber, quoiqu'elle soit couchée dans son lit. Cet accès a commencé hier au soir.

Pouls, 32 à la minute, avec des irrégularités et des silences qui vont jusqu'à deux et trois secondes. La malade se plaint de chaleurs qui lui montent à la face : elle rougit alors, dit qu'elle va tomber et se soulève pour s'accrocher à la corde de son lit. Elle pâlit après que la chaleur est passée. Bourdonnements d'oreilles avec tournoiements de tête. Envie de vomir.

1er février. — Nouvel accès hier soir. Obnubilation de la vue. Bourdonnements d'oreilles. La malade craint toujours de tomber de son lit.

4 avril 1863. — Etant aux cabinets, elle a été prise d'étourdissements vers 11 heures du matin, et elle est tombée sans connaissance. Elle s'est relevée elle-même. Dans la chute, il s'est produit une plaie à la partie postérieure de la tête, région au-dessus de la bosse occipitale. Depuis ce temps, elle éprouve des étourdissements pendant lesquels elle devient pourpre. Elle voit tout danser, et, comme ahurie, ne sait pas où elle est. Frissons, puis bouffées de chaleur ; engourdissement dans les deux mains.

Le 18 juillet 1869, rentrant à la Salpêtrière, Herb... tombe sans connaissance au moment où elle descendait d'omnibus. L'interne de garde, appelé de suite, ne put que constater la mort.

Et alors, on apprend qu'au mois de janvier 1869, elle aurait éprouvé un accès violent avec une perte complète de connaissance. Cet accès aurait duré un quart d'heure au moins. Elle en a eu un autre dans le mois de février, mais qui aurait été très court. Ainsi, elle avait, comme par le passé, de temps en temps, des accès assez violents pour aller jusqu'à la perte complète de connaissance, et d'autres moins violents, qui n'étaient que de simples étourdissements.

Observation IV

(Résumée)

Ralentissement permanent du pouls. — *Accès épileptiformes.* — Bruit de souffle au cœur. — Erysipèle.

Grandj... (Françoise), couturière, âgée de 71 ans, entrée à l'infirmerie de la Salpétrière, le 7 juin 1866, salle Saint-Alexandre, n° 4 (service de M. Charcot).

A la suite d'un étourdissement, la malade aurait fait une première chute en mars 1864, puis une autre en août 1865 et une dernière à la fin de mars 1866, ce qui avait nécessité son séjour à l'infirmerie. Elle ignore si elle a perdu connaissance dans ses étourdissements.

8 avril. — Cœur : souffle au premier temps, prolongé, 30 à 32 pulsations par minute.

8 juin. — En arrivant à l'infirmerie, elle a eu une perte de connaissance avec convulsions des yeux et des bras.

Quelques instants après qu'on vient de l'examiner, Grandj... est prise d'un accès épileptiforme : mouvements toniques des bras, yeux tournés en haut, pâleur extrême de la face, puis, tout à coup, rougeur très vive, pas d'écume

L'accès dure environ trois minutes, après quoi la malade revient à elle, s'assied et a des vomissements.

12 avril 1868. — Accès épileptique complet, savoir : mouvements convulsifs, écume à la bouche, urine involontaire, puis sommeil stertoreux. Cette attaque a duré une heure (les mouvements convulsifs ont porté sur le bras droit).

13 avril, soir. — Pendant qu'elle était tournée sur le

côté gauche, elle est prise des accidents suivants : cyanose de la face, strabisme (à droite) ; mouvements des joues semblables aux mouvements d'un soufflet ; urines involontaires ; pas de mouvements des membres ; légère déviation de la bouche : ni écume, ni ronflements, perte de connaissance complète. Pouls 36.

A côté de ces trois grands symptômes, il y en a d'autres d'ordre secondaire qui se manifestent soit du côté de l'appareil digestif, soit du côté de l'appareil respiratoire. Les vomissements sont quelquefois si fréquents qu'ils constituent même un des phénomènes les plus saillants de l'aura. Il arrive parfois que la crise syncopale est provoquée par une réplétion considérable de l'estomac ou bien se manifeste au milieu d'une indigestion.

Voici ce que dit Halberton à propos de son malade : « L'attaque la plus grave, excepté celle à laquelle le malade succomba, survint au moment du dîner, environ six mois avant sa mort. Il avait mangé rapidement une côtelette de mouton et était en train d'en manger une deuxième, quand il fut pris subitement et sembla mort pendant quelques minutes. La dernière attaque eut lieu également pendant le dîner et ne différait des attaques précédentes par aucun symptôme ni convulsif, ni autre ; il n'y eut de différent que la terminaison. »

Du côté de l'appareil respiratoire, à part la dyspnée, l'essoufflement, l'œdème pulmonaire qui accompagnent les lésions valvulaires, souvent on ne perçoit rien de bien net, si ce n'est que de l'emphysème ou une petite toux avec expectoration mousseuse. Un symptôme qui est beaucoup plus pénible pour le malade, c'est l'angine de poitrine qui se rencontre dans quelques cas et qui a été signalée déjà par Stokes : « Parfois aussi, on observe une douleur dans la région précordiale s'irradiant dans la poitrine et dans le bras gauche et présentant le tableau de l'*angor pectoris.* »

Voici une observation empruntée à M. Huchard, dans son Traité des maladies du cœur, qui nous donne une idée très nette à ce sujet.

Observation V

(Résumée)

Pouls lent permanent avec accès angineux

Homme, âgé de 54 ans, était atteint, depuis un an, de quelques accidents angineux. Cependant, depuis dix-huit mois, il se plaignait de vertiges et d'étourdissements, quand, un jour, il eut une perte de connaissance complète et tomba rapidement à terre. Ces accidents se répétèrent trois ou quatre fois et, en septembre 1888, il fut pris d'une douleur précordiale très vive avec angoisse, avec irradiations au cou, à l'épaule et au bras gauches ; immédiatement après, survint une syncope avec perte complète de connaissance pendant cinq minutes environ. Ces crises, qui se sont répétées depuis, mais en l'absence de symptômes angineux, survenaient spontanément, sans cause aucune, et elles étaient parfois annoncées par un état indéfinissable d'anéantissement. Lorsque je vis le malade pour la première fois, le pouls était normal au point de vue de sa fréquence, puisqu'il battait 70 fois par minute ; mais le malade m'apprit que, toujours à l'approche de ces crises syncopales, pendant leur durée et, quelques jours encore après leur production, son pouls devenait lent (30 à 40 par minute). Il ne m'en fallait pas davantage pour établir le diagnostic de pouls lent permanent avec attaques syncopales et épileptiformes.

Les artères étaient dures, athéromateuses ; le premier bruit du cœur mal frappé était sourd, le second bruit, à la la base du cœur et à droite du sternum, était retentissant et comme parcheminé avec tendance au redoublement. Impossible de sentir le choc précordial. Quant à la percussion du cœur et de l'aorte, elle permettait de constater une légère hypertrophie cardiaque avec augmentation de la matité aortique. Le cercle sénile péricornéen était assez accusé.

Ce malade avait de petites et de grandes crises, comme il les appelait lui-même : les premières, « rapides comme l'éclair », étaient caractérisées par de simples lipothymies avec perte complète de connaissance d'une durée de quelques secondes ; les autres, par des syncopes prolongées et répétées d'une durée de quelques minutes avec accompagnement de légers mouvements spasmodiques et de ralentissement du pouls. Mais, jusque-là, celui-ci n'avait pas persisté longtemps en dehors des attaques et le pouls reprenait toujours sa fréquence habituelle. Un jour cependant, à la suite d'une crise un peu plus sévère, le pouls resta au chiffre de 28 pendant 10 jours, après lesquels ils se remit à battre 60 à 65 fois par minute, comme par le passé.

Quelque temps après, à la suite de plusieurs crises qui se succédèrent huit à dix fois dans la même journée, les pulsations tombèrent à 24, chiffre qu'elles ont conservé pendant trois mois, jusqu'à la mort.

Mais je dois faire remarquer que souvent cette lenteur du pouls n'était qu'apparente. Car, si les pulsations radiales s'abaissaient à 24, l'auscultation du cœur permettait de constater un nombre presque double de battements. Ceux-ci étaient constitués par deux séries de battements, les uns étant assez forts, assez bien frappés et suivis régulièrement par deux battements beaucoup plus faibles et comme répercutés, qui paraissaient leur répondre sous forme d'écho. Il s'agissait réellement du rythme couplé du cœur sur lequel Salter a appelé l'attention il y a une vingtaine d'années.

Bientôt, la systole cardiaque s'affaiblit, il survint de l'œdème des membres inférieurs ; je constatai de l'albumine dans les urines, et le malade fut atteint de crises dyspnéiques très accusées qui survenaient en dehors des crises syncopales et qui étaient presque toujours provoquées par le moindre effort. Au début de ces crises dyspnéiques le régime lacté ne parvint pas à les modifier ; mais, par la suite, il les fit complètement disparaître sans exercer aucune influence sur la production de crises syncopales et épileptiformes.

Maintenant, pour terminer l'article de symptomatologie, il nous reste à rapporter quelques observations de pouls lent permanent, qui s'écartent par certains symptômes du type normal.

Observation VI

(Due à M. le Dr Huchard, *in* thèse Quelmé)

Bradycardie paroxystique. — Maladie de Stokes-Adams sans pouls lent permanent.

Flo... Oll..., âgée de 67 ans, ménagère, entre, le 10 février 1893, à la salle Louis, hôpital Bichat.

Antécédents héréditaires. — Rien de particulier à noter. Sa mère est morte d'accident, à 80 ans. Son père est mort de pneumonie. Elle a eu trois frères, dont un bien portant et deux sont morts pendant la guerre.

Antécédents personnels.— Elle a eu sept enfants qu'elle a tous élevés au sein, plus deux nourrissons. Depuis 25 ans, hernie crurale gauche. Mais, autrement, jamais de maladie grave. Seulement, elle a toujours beaucoup travaillé et s'est même surmenée.

Il y a 6 mois, elle a ressenti peu à peu une diminution considérable de ses forces, qu'elle ne peut attribuer à aucune cause. Puis, un jour, tout en marchant, elle a été prise d'une perte de connaissance, qui a duré quelques minutes à peine, au dire des personnes de son entourage. Depuis cette époque, le même phénomène s'est reproduit plusieurs fois.

Chaque perte de connaissance est précédée immédiatement d'un bourdonnement d'oreilles très violent qui prévient la malade et lui donne le temps de chercher un point d'appui pour ne pas tomber. La perte de connaissance dure à peine 2 ou 3 minutes : pendant ce temps, la malade ne s'agite pas ; elle n'a pas de convulsions, pas d'écume à la bouche et ne se mord pas la langue. Chaque crise ne laisse après elle qu'une légère lassitude de tout le corps.

Depuis la fin du mois de janvier, les crises sont devenues plus fréquentes. La malade tombe plusieurs fois dans la même journée, et le moindre mouvement suffit quelquefois pour provoquer un nouvel accès. Dans l'intervalle, la malade ressent de violents battements de cœur.

Un médecin appelé au moment d'une crise auprès de

la malade, a constaté que le pouls battait seulement treize fois par minute.

Etat actuel de la malade. — 10 février 1893. — Facies pâle ; maigreur très accusée.

A la suite d'une crise que la malade a eue dans son lit, le pouls bat 30 fois par minute ; on n'avait pu le prendre à l'arrivée à l'hôpital, la veille au soir.

Etat du cœur. — A la percussion, le cœur n'est pas augmenté de volume ; à l'auscultation, on ne perçoit aucun souffle, ni de retentissement diastolique au foyer aortique. Pas de signes d'artério-sclérose ; pas de surélévation des sous-clavières. Les battements du cœur, réguliers et assez forts, sont au nombre de 30 par minute également.

11 février 1893. — Les mêmes signes stéthoscopiques persistent du côté du cœur. La malade n'a pas eu de nouvelles crises depuis la veille. Mais la lenteur du pouls a disparu, et on compte maintenant 66 pulsations par minute, et cela sans aucun traitement.

Les jours suivants, le pouls persiste toujours à 66 ; la malade n'a plus eu de nouvelles pertes de connaissance ; elle a seulement de temps en temps des bourdonnements d'oreille, mais tout s'arrête là, et ils ne sont plus avertisseurs des crises.

24 février. — Bien qu'il n'y ait pas eu de nouvelles crises depuis l'entrée à l'hôpital, le pouls est tombé à 38 pulsations et s'y est maintenu toute la journée.

25 février. — Le pouls est remonté à 60.

Comme état général, la malade s'améliore ; du reste, à son entrée, elle ne présentait pas d'autres symptômes aggravants. Rien aux poumons. Foie normal. Pas d'œdème des membres inférieurs. Ni sucre, ni albumine dans les urines, dont la quantité émise par jour était normale.

Au bout de quelques jours, la malade, qui avait été soumise au traitement de l'iodure de sodium et de la trinitrine, et qui n'a pas présenté de nouvelles crises, pas même de bourdonnements d'oreilles, demande à sortir de l'hôpital.

Depuis, malheureusement, on ne l'a pas revue.

Observation VII

(*In* thèse de Quelmé).

Maladie de Stokes-Adams *sans pouls lent permanent.* — Artério-sclérose généralisée. — Rétrécissement aortique. — Attaques syncopales et apoplectiformes.

Le nommé Mon.., François, ouvrier, âgé de 62 ans, entre le 14 mai 1895 à l'hôpital Necker, salle Chauffard, dans le service de M. Huchard.

Antécédents héréditaires. — Son père est mort à 75 ans, de cause inconnue. Sa mère est morte à 65 ans, de pleurésie. Il a plusieurs enfants qui se portent bien.

Antécédents personnels. — Pas de maladie dans l'enfance.

Plusieurs angines à répétition pendant la seconde jeunesse.

N'a jamais fait d'abus de boissons ; pas d'impaludisme, pas de syphilis, pas de rhumatismes. Il y a dix ans environ, à la suite d'une chute, fracture de l'avant-bras droit sans complications.

Le malade se plaint de son état général depuis sept ans,

mais il n'est encore jamais venu à l'hôpital. Sa maladie a débuté par des palpitations de cœur survenant fréquemment et sans cause appréciable, mais redoublant cependant de violence après une marche ou un travail un peu forcé.

Depuis un an surtout, les accès ont pris une intensité plus grande ; le malade, à plusieurs reprises, a perdu connaissance ; d'après ce que lui ont raconté les personnes de son entourage, la perte de connaissance est de peu de durée. Cependant, il y a quelques jours, une attaque plus forte que les autres a provoqué une perte de connaissance d'assez longue durée ; de plus, comme le malade, bien que sentant venir son attaque, n'a pu trouver un point d'appui à temps pour se retenir, il est tombé sur le nez et il porte actuellement deux larges ecchymoses de chaque côté des ailes du nez, et quelques contusions au front.

Etat actuel. - Facies pâle et décoloré ; les lèvres sont blanches, les pommettes aussi ; pas de traces visibles de l'artère temporale du front.

En pressant le pouls du malade un moment après son arrivée, on constate qu'il est lent, 54 pulsations à la minute, mais régulier et assez fort ; le malade, interrogé pour savoir s'il a déjà été examiné par des médecins et si on avait remarqué qu'il avait le pouls lent, répond négativement.

Les artères radiales sont sinueuses et ossifiées, surtout à droite, au niveau de l'ancienne fracture.

Le cœur, à la percussion, ne donne pas une matité aortique, et, en plaçant le doigt en arrière du sternum, on sent très nettement la crosse de l'aorte.

Les artères sous-clavières de même sont aussi un peu surélevées.

A la palpation, on ne sent pas de choc précordial ; pas de frémissement cataire.

A l'auscultation, on entend un retentissement du second bruit, dans la région de la base et à droite du sternum, au lieu d'élection de l'aorte. De plus, on entend un souffle systolique assez doux et humé, à la base et au même endroit que le retentissement du second bruit. Ce souffle se prolonge un peu vers la pointe ; il s'entend même dans toute la région cardiaque, mais son maximum d'intensité est manifestement au foyer aortique.

Le foie n'est pas augmenté de volume ; pas douloureux à la pression.

Aux poumons, pas de congestion ; à la base, on trouve simplement quelques légers râles de bronchite disséminés dans le poumon droit, et sans foyer déterminé.

Pas d'œdème des membres inférieurs ; le malade n'en a, du reste, jamais eu.

Pas d'albumine dans les urines ; cependant les urines sont très claires et abondantes ; de plus, le malade est obligé de se lever trois ou quatre fois par nuit pour uriner

En présence de ces différents symptômes, M. Huchard fait le diagnostic de pouls lent permanent avec attaques syncopales et rétrécissement aortique chez un artériel, avec début de la lésion du côté de la grande valve mitro-aortique, ce qui indique bien la propagation de ce souffle du côté de la pointe. On le met au repos et au régime lacté simplement.

15 mai.— Le lendemain matin, nouvel accès du malade ; on lui prend de nouveau le pouls et on lui trouve 80 pulsations à la minute. On recompte plusieurs fois et le chiffre

ne varie pas de plus de deux pulsations. Le pouls est assez petit, surtout à droite, mais bien régulier.

16 mai. — Les jours suivants, pas de nouvelles attaques ; le malade se plaint simplement de quelques bouffées de chaleur qui lui montent à la tête dans la journée. Son pouls est toujours à 80 environ.

On ordonne au malade neuf gouttes de solution alcoolique de trinitrine au centième, à prendre en trois fois par jour, le régime lacté et le repos.

20 mai. — Le malade n'a pas eu de nouvelle attaque ; son pouls est toujours à 80. Il se lève dans la journée et recommence à manger de la viande. Il ne présente plus, du reste, ni palpitations de cœur, ni dyspnée.

On lui continue encore son traitement pendant quelques jours, puis, au bout d'une quinzaine de jours, n'ayant jamais éprouvé de nouvelles pertes de connaissance, n'ayant même plus de bourdonnements d'oreille, ni de lourdeurs de tête, il demande à sortir de l'hôpital. On lui fait promettre de revenir le lendemain du jour où il aura une attaque ; mais on ne l'a pas revu depuis, ce qui semble prouver qu'il s'est bien amélioré.

Observation VIII

(Huchard).

Hyperchlorhydrie. — Pouls lent permanent

M. Gib..., âgé de 65 ans, n'ayant jamais eu de maladie dans son jeune âge, vient consulter M. Huchard pour des palpitations du cœur dont il se plaint depuis quelque temps.

Rien à noter dans ses antécédents : pas de syphilis, pas d'alcoolisme ; le malade, qui était grand fumeur, a complètement cessé de fumer depuis 6 ans, à la suite d'une maladie d'estomac qui lui avait occasionné du pyrosis, mais pas de vomissements.

Seulement, depuis qu'il se connaît, il a toujours eu le pouls lent, jamais au-dessus de 60 pulsations.

Actuellement, il est, à 52 ; et une fois, après un traitement à l'antipyrine, il est tombé à 48 pulsations.

Il est également sujet à des étourdissements fréquents, quelquefois même à de véritables syncopes, qui surviennent surtout après les repas.

Au cœur, il ne présente rien d'anormal ; pas de dilatation de l'aorte ; pas de choc précordial de la pointe ; pas de signe d'artério-sclérose.

PATHOGÉNIE

En lisant les différentes observations rapportées par les auteurs, on voit que, dans la majorité des cas, non seulement l'examen nécroscopique a été incomplet ou nul, mais encore que les différentes opinions émises pour expliquer la pathogénie du pouls lent permanent ne reposent sur rien de bien précis et de bien positif. Malgré les travaux de nombreux auteurs très autorisés en la matière, nous sommes malheureusement obligé de reconnaître l'incertitude qui plane sur cette question. Nous nous efforcerons donc de classer les différentes théories, sans pouvoir pourtant nous prononcer en faveur de l'une d'elles.

La première théorie, que nous exposons plutôt comme un fait historique, est celle de Stokes. Cet auteur attribuait le pouls lent permanent à la dégénérescence graisseuse du cœur.

En effet, dans plusieurs cas qui ont été observés par Adams et Stokes, la lésion principale a été la dégénérescence graisseuse de cet organe. Le plus souvent, dans ces cas, le cœur, hypertrophié, présentait une coloration jaunâtre, ou mieux feuille-morte avec la flaccidité bien connue des parois. Kühne, Cornil, Hirtz, etc., ont fourni des observations en faveur de cette théorie.

M. Cornil base son opinion sur l'observation que nous reproduisons plus bas.

« Le cœur est de volume normal. Dans le tissu cellulaire de la couche profonde du tissu conjonctif du péricarde ventriculaire, on voit trois petites ecchymoses rouges miliaires. Une plaque pseudo-membraneuse de 2 ou 3 centimètres de diamètre existe sur le péricarde pariétal au niveau des oreillettes; des filaments fibreux grêles unissent le péricarde pariétal avec l'aorte, et cette dernière avec l'artère pulmonaire. Sur l'oreillette droite on remarque de petites végétations blanchâtres. Les orifices du cœur droit et du cœur gauche sont normaux. L'aorte est très légèrement athéromateuse au niveau de la crosse. La valve de la valvule mitrale qui confine aux valvules aortiques est le siège de plaques jaunâtres. La valvule mitrale est à peu près normale. Il en est de même de la valvule tricuspide. Les valvules aortiques et pulmonaires sont normales. En somme, le cœur, examiné à l'œil nu, est à peu près normal. Mais l'examen microscopique montra une dégénérescence très prononcée de ses fibres musculaires.

» La dure-mère est très adhérente à la calotte crânienne. La substance nerveuse est anémiée. Le cerveau, le cervelet, le bulbe, ne présentent rien à l'œil nu. »

Chez ce vieillard de 75 ans, qui est mort pendant une syncope, on ne trouve donc que de l'athérome et une dégénérescence graisseuse du cœur; mais nous ne trouvons rien qui puisse expliquer les accidents observés. Au contraire même, ces lésions devraient nous donner tous les symptômes de la myocardite ou bien de l'asystolie.

Du reste, si on admettait cette théorie, comment expliquerait-on les cas du pouls lent permanent où il n'a été trouvé aucune lésion du cœur?

Comment expliquerait-on les cas où la dégénérescence graisseuse du cœur a été trouvée à l'autopsie, sans que pour cela les malades aient eu aucun des symptômes du pouls lent permanent? Et nous croyons que ces malades ne manquent pas, si on faisait le choix exclusivement chez les alcooliques et les obèses.

Pour terminer avec cette théorie, voyons ce que dit Charcot dans ses Leçons sur les maladies du système nerveux:

« Je suis bien loin de vouloir nier que le phénomène du pouls lent puisse reconnaître, en effet, pour point de départ une lésion organique du cœur. Mais je dois déclarer que, trois fois, j'ai observé ce phénomène persistant sous une forme très accentuée (20, 30 pulsations par minute) à l'état permanent pendant plusieurs années, chez des vieillards de cet hospice, et que, dans ces trois cas, après vérification anatomique attentive, le cœur a été trouvé soit tout à fait sain, soit ne présentant que des altérations véritablement banales, surtout à cette époque de la vie ».

En 1841, le médecin anglais Halberton publiait son observation « sur un cas de pouls lent permanent, avec syncope, survenu deux ans seulement après un traumatisme du cou » (chute de cheval), dans laquelle il attribuait, avec juste raison, les accidents nerveux à la compression de la moelle par des tumeurs osseuses. En effet, à l'autopsie, on a trouvé un cal osseux du trou occipital qui comprimait les parties avoisinantes du bulbe. Mais, malheureusement, il n'a pas généralisé ce fait avec tous les autres où l'on rencontrait les trois symptômes : pouls lent permanent, attaques syncopales et épileptiformes, car il considérait ce cas comme tout à fait spécial.

Il faut arriver à une époque beaucoup plus rapprochée de nous pour trouver une nouvelle interprétation de la pathogénie du pouls lent permanent ; elle est due à l'éminent professeur Charcot.

En 1879, son élève Blondeau a développé plus largement ses idées.

L'illustre maître s'exprime ainsi dans ses Leçons cliniques sur les maladies du système nerveux :

« J'ai été conduit, par là, à me demander si, tout au moins dans les cas où les lésions cardiaques font défaut, la cause organique du ralentissement des battements artériels ne serait pas dans la moelle cervicale ou dans le bulbe rachidien plutôt que dans le cœur. »

Nous allons énumérer différents travaux qui tendent à démontrer l'influence du système nerveux sur les battements cardiaques.

En 1845, Weber découvrit ce fait capital que le cœur suspend ses contractions quand on excite les pneumogastriques par un courant interrompu d'induction. En 1849, Cl. Bernard vérifiait l'expérience précédente et donnait le compte rendu de ces expériences sur la section des pneumogastriques et son influence sur les contractions du cœur. Un an plus tard, Brown-Séquard a publié des articles sur l'arrêt passif des battements du cœur par l'excitation de la moelle allongée. En 1865, dans une conférence à la Sorbonne, Cl. Bernard dit : « Les actions sensitives qui proviennent du bulbe sont celles qui exercent sur le cœur les influences les plus énergiques ». « Depuis, nous voyons se succéder les travaux de Hutchinson, Traube, Frank, etc. En 1878, paraît la thèse de Duret sur les traumatismes cérébraux et leur influence sur la production du pouls lent permanent, soit par commotion, soit par traumatisme de l'encéphale. Dans sa thèse, cet auteur démontre, par expérience, l'influence du bulbe sur les contractions du cœur, en nous disant, du ralentissement du pouls : « Le bulbe, en effet, est le centre de la vie cardiaque et pulmonaire. Si le noyau du pneumogastrique est violenté, cela suffit à expliquer les troubles cardio-pulmonaires ».

Pour résumer tous ces travaux, nous n'avons qu'à citer une partie de l'article de Laborde du *Dictionnaire encyclopédique des Sciences médicales :*

« Lorsque, à l'exemple de Budge et des frères Weber, qui ont, les premiers, réalisé cette expérience, on fait passer à travers le bulbe rachidien le courant énergique d'un appareil d'induction, on détermine instantanément l'arrêt des battements du cœur, et si, pendant cet arrêt, on examine attentivement cet organe, on constate qu'il est dans un état de complet relâchement. Un résultat absolument semblable est obtenu lorsque, au lieu de galvaniser directement le bulbe, on galvanise de la même façon les nerfs pneumogastriques ; d'où il est permis de conclure que c'est par l'intermédiaire des pneumogastriques qu'est transmise au cœur l'action spéciale qu'exerce sur lui la moelle allongée. »

Comme le rôle de la moelle allongée sur les battements cardiaques est manifestement démontré, nous allons tout simplement citer une des conclusions de la thèse de M. Blondeau, qui résume en quelques mots toute la deuxième théorie sur la pathogénie du pouls lent permanent.

« L'existence de manifestations bulbaires évidentes, telles que la dyspnée, le vomissement, les troubles de calorification, nous autorise à supposer, sous toute réserve, que la lenteur permanente du pouls avec accès épileptoïdes pourrait être sous la dépendance d'une altération bulbaire, ce qui semblerait résulter aussi des faits traumatiques de Rosenthal et Halberton. »

Observation IX

(Résumée)

Traumatisme de la région spinale. — 35 pulsations. — Mort.
(Tirée de Hutchinson).

Un maçon, âgé de 28 ans, avait fait une chute de vingt-deux pieds de hauteur, pendant laquelle il avait donné du dos contre un échafaudage. On le crut assez légèrement blessé, mais ses jambes refusaient tout service, et il semble ressortir du récit de ceux qui le relevèrent qu'il resta quelque temps sans connaissance.

A son entrée, il était paralysé à partir de la hauteur d'un pouce au-dessus du niveau mamelonnaire, et il ne lui restait dans les bras que les mouvements du biceps (nerf musculo-cutané). Les pupilles étaient contractées, malgré l'éloignement de la lumière. L'accident était arrivé le 23 novembre. Le 25, le pouls était à 35 pulsations ; les bruits du cœur étaient faibles, mais bien distincts ; douze respirations. Les mouvements réflexes étaient conservés.

Le 27, l'intelligence s'abolit, le pouls devient impalpable. le cœur s'affaiblit de plus en plus jusqu'à la mort, qui eut lieu le 28 après-midi.

Autopsie. — On trouva l'intégrité absolue de l'encéphale

et des viscères thoraciques et abdominaux, mais une fracture de la colonne cervicale intéressant le corps de la cinquième vertèbre avec déchirure des méninges ; la preuve de la lésion est seulement fournie par un dépôt sanguin au centre de la substance, sur l'étendue d'un pouce, vis-à-vis la cinquième et la sixième vertèbres.

Réflexions de Hutchinson. — « On n'observe de modifications cardiaques que dans les lésions de la moelle cervicale. Dans ce cas, le pouls diminue de fréquence; il devient large et plein, mais régulier. Nous admettons que le plus ordinairement, les lésions de la moelle cervicale sont suivies d'une élévation de température avec lenteur du pouls qui devient bondissant. »

Observation X

(Résumée)

Blessure de la région cervicale. — 48 pulsations. — Mort.

(Empruntée à Hutchinson)

Il s'agit d'un blessé qui survécut trois jours à une déchirure de la moelle au niveau de la cinquième cervicale. Deux heures après l'accident, le pouls battait 72 pulsations par minute. Cinq heures après, on ne comptait plus que 28 pulsations. Au bout de dix heures, à partir de l'accident, il oscillait entre 48 et 50 pulsations dans l'unité de temps.

Autopsie. — On trouva la quatrième vertèbre cervicale luxée en avant, et une lésion médullaire avec simple extravasation sanguine, sans déchirure des méninges.

Observation XI

(Résumée)

Traumatisme du cou. — 39 pulsations. — Mort.

(Empruntée à Hutchinson)

Un jeune homme de 22 ans fut frappé au cou et eut une compression permanente de la moelle au niveau des sixième et septième vertèbres cervicales. Au début, symptômes habituels du côté de la verge (turgescence); paralysie et prostration, qui se changent le jour de la mort en un coma accompagné de stertor respiratoire. La mort eut lieu 58 heures après l'accident. On ne sait rien du pouls, au début; mais, le second jour, il était à 42 pulsations par minute et il tomba ensuite à 40, puis à 39.

Observation XII

(Résumée)

Coup de couteau à la nuque — 48 pulsations.— Guérison

(Tirée de Rosenthal et rapportée par Blondeau)

Un enfant de 15 ans avait reçu un coup de couteau au niveau de la sixième vertèbre cervicale. Il eut des troubles passagers de la connaissance et une hémiparésie ayant disparu au bout de 24 heures. Dilatation des pupilles et pendant quatre semaines, le pouls oscilla entre 56 et 48 pulsations. Trois mois après, guérison complète.

Observation XIII

(Résumée)

Chute sur la tête.— 8 pulsations. — Crises épileptiformes.— Mort
(Empruntée à Halberton, rapportée par Blondeau)

Il s'agit d'un gentleman âgé de 64 ans, qui fit une chute de cheval sur la tête et eut le menton violemment appuyé contre le sternum. Lorsqu'il revint à lui, il se plaignit de s'être cassé le cou. Il s'améliora peu à peu sans avoir présenté rien de particulier. Durant les deux années qui suivirent l'accident, ce gentleman put se livrer tant bien que mal à la plupart de ses occupations favorites, se plaignant seulement d'un peu de raideur du cou. Ce n'est qu'au bout de ces deux années que survint la première crise syncopale et l'on reconnut à cette occasion, pour la première fois, que le pouls était ralenti d'une manière permanente. Cela avait lieu en janvier 1837. En mars de la même année le pouls était à 33, ferme, plein et ample, quelquefois tout à fait régulier, d'autres fois intermittent. Pendant le cours de deux ou trois années, les accès se reproduisirent et se rapprochèrent de plus en plus, en même temps qu'ils devenaient plus longs. Le plus souvent, dans ces crises, l'état syncopal faisait bientôt place aux phénomènes apoplectiformes et épileptiformes. Le pouls s'abaissa jusqu'à 12, 10, 9, 8 pulsations. Il cessait avant la syncope et la crise continuait jusqu'à ce que le cœur battît de nouveau. Une dernière attaque, en 1840, emporta le patient.

Autopsie. — Le cœur et le cerveau furent trouvés sains. Les poumons étaient naturels. La dure-mère adhérait au crâne sur toute son étendue. La moelle allongée était petite. Le trou occipital était changé de forme ; le diamètre antéro-postérieur de l'axis était tellement rétréci qu'on ne pouvait y faire pénétrer l'extrémité du petit doigt. La dure-mère et le ligament qui recouvrait la partie postérieure du corps de l'axis étaient considérablement épaissis. Le ganglion cervical moyen à droite était très développé.

Observation XIV

(Résumée)

10 pulsations. — Mort. — Induration de la moelle cervicale

(Rapportée par Portal, Th. Truffet)

Le ci-devant marquis de Causan, d'un tempérament sec et très sensible, éprouva d'abord des fourmillements dans les doigts de la main droite, ensuite dans ceux du pied du même côté ; ces doigts devenaient moins sensibles et conservaient cependant leurs mouvements. L'insensibilité se prolongea à la main et au pied, qui maigrirent et se refroidirent ; le mal augmenta graduellement des mains à l'avant-bras, du pied à la jambe. Cependant le malade marchait encore ; le bras, la cuisse de ce côté s'atrophièrent et M. de Causan resta plus d'un an dans cet état, marchant avec une crosse. L'autre côté se prit, le malade ne put plus quitter le lit, privé de mouvements, Cependant il respirait et avalait assez facilement. Peu à peu la vue s'affaiblit, puis s'éteignit ; l'ouïe se perdit. Le malade prononçait encore des sons mal articulés et avalait quelques cuillerées de bouillon ; le pouls était fort lent, assez dur et un peu inégal ; la respiration libre, mais la déglutition finit par devenir de plus en plus difficile, le pouls très lent ainsi que la respiration. On ne comptait que 40, 30, 10 pulsations par minute; je n'ai jamais trouvé, dit l'auteur, un pouls aussi lent; enfin, la vie du malade s'éteignit.

Autopsie. — A l'ouverture du corps, toutes les parties, même le cerveau, furent trouvées dans l'état naturel; mais la portion de la moelle épinière continue dans les vertèbres cervicales était très endurcie, ayant une consistance cartilagineuse; les membranes qui la revêtent en cet endroit, étaient très rouges et comme enflammées.

La troisième et dernière théorie est celle de M. Huchard, qui attribue le pouls lent permanent à l'ischémie du bulbe.

Dans son Traité des maladies du cœur et des vaisseaux, M. Huchard dit : « On doit se demander si le phénomène du pouls lent permanent a toujours besoin, pour se produire, de l'intervention d'une lésion myocardiaque, comme le croyait Stokes, et si la cause anatomique ne réside pas dans la moelle cervicale ou dans le bulbe, au lieu d'être exclusivement dans le cœur. Cette explication pathogénique se rapproche de la vérité, puisque, d'une part, on observe de profondes dégénérescences cardiaques sans pouls lent permanent, et que celui-ci apparaît dans les compressions bulbaires en l'absence de toute lésion du myocarde. Mais il me semble que la faiblesse impulsive du cœur, dans les cas d'artério-sclérose de cet organe, n'est pas un facteur à dédaigner, et qu'elle doit agir comme cause provocatrice de *l'anémie bulbaire* quand celle-ci est depuis longtemps préparée déjà par l'état athéromateux des vaisseaux de la moelle allongée ».

Cette théorie nous paraît pouvoir s'appliquer à la majorité des cas. En effet, l'anémie des centres nerveux, et en particulier celle du bulbe, qui constitue une irritation pour ces parties, nous explique à peu près tous les accidents qui se rencontrent dans le pouls lent permanent. Les expériences de Duret et de Couty nous montrent nettement cette influence de l'anémie sur l'encéphale. D'après eux, dans ce cas, il se produit deux faits capitaux : l'augmentation de la tension sanguine et le ralentissement des contractions cardiaques.

Stokes écrivait déjà : « Ces attaques peuvent être dues à un apport momentanément insuffisant de sang artériel au cerveau ».

Claude Bernard, d'un autre côté, disait que la syncope est due à la cessation momentanée des fonctions cérébrales par suite de l'interruption de l'arrivée du sang artériel dans le cerveau.

Donc, si la cause résidait dans le cœur, comme, par exemple, une dégénérescence du muscle cardiaque ou une artériosclérose des artères du cœur, vu les faibles contractions dont le cœur est animé, cet organe enverra une petite quantité de sang dans le bulbe, ce qui produira l'anémie de cet organe et, par suite, les accidents que nous connaissons. Si la cause primitive siège dans le bulbe, comme, par exemple, une artériosclérose de vaisseaux de cet organe, le résultat sera identique. Ceci établi, il n'est pas difficile d'expliquer les cas de Rosenthal et Hutchinson par une compression des artères du bulbe produite à la suite de l'accident.

Voici comment Baylac explique la production du pouls lent permanent avec ses accidents : « L'athérome des vaisseaux bulbaires ne permet pas à la quantité de sang voulue d'arriver aux centres nerveux et explique les vertiges et les crises apoplectiformes ; il s'agit d'une véritable claudication intermittente cérébrale. L'auto-intoxication détermine une excitation permanente du bulbe, dont l'irrigation est altérée quantitativement et qualitativement, et produit la respiration périodique de Cheyne-Stokes et le ralentissement du pouls ».

Dans certains cas, il est vrai, on n'a rien pu trouver, à l'autopsie, du côté du bulbe. Mais M. Huchard répondait en ces termes à M. Chantemesse, qui lui faisait cette objection : « M. Chantemesse a parfaitement raison de dire que l'ischémie bulbaire n'est qu'une hypothèse non confirmée par les résultats des autopsies, qui ont toujours été négatifs. Mais je lui répondrai que l'ischémie d'un organe quelconque n'est pas une de ces lésions que l'autopsie puisse révéler, d'autant plus qu'à côté de l'ischémie organique causée par une lésion permanente, l'athérome artériel, il convient souvent de placer l'ischémie fonctionnelle, produite par le spasme vasculaire ».

Nous avons trouvé beaucoup d'observations de malades atteints du pouls lent permanent chez qui on rencontre manifestement l'alcoolisme ou la syphilis, les deux grands facteurs de l'artério-sclérose. Nous ne les rapportons pas parce que l'autopsie y manque, mais les deux observations que nous rapportons ci-dessous, où l'autopsie a été pratiquée, nous démontrent clairement le rôle de l'artério-sclérose dans la pathogénie de la maladie d'Adams-Stokes.

Observation XV

(Résumée. — Cornil, Société de Biologie, 1875.)

Ralentissement du pouls avec attaques syncopales. — Artério-sclérose

F..., âgé de 79 ans, entre à l'infirmerie le 23 mai 1875. F..., a été bien portant toute sa vie, sauf de violentes migraines, qui ont disparu depuis une vingtaine d'années.

A la fin de l'année 1871, sa respiration a commencé à être gênée et il a été atteint, pendant cet hiver et les hivers suivants, de catarrhe pulmonaire avec emphysème. Son état général s'améliorait pendant l'été. Depuis 5 semaines, F..., a perdu l'appétit et vomit fréquemment. Depuis 10 jours, les signes de catarrhe bronchique et l'oppression se sont aggravés. Respiration très pénible; température assez élevée; pas d'œdème aux extrémités inférieurs ; visage pâle et amaigri. Le pouls bat 28 à 30 fois par minute ; pas de bruits anormaux au cœur.

Le 24 mai. — Le pouls bat 14 fois par minute ; les battements sont réguliers, excepté au moment des syncopes que présente le malade. Ces syncopes se répètent très fréquemment, plusieurs fois par heure.

La poitrine est globuleuse, sonore, les creux sous-claviculaires sont effacés. Le cœur bat régulièrement ; les pulsations sont faibles, isochrones au pouls. Pas de battements, ni pulsations avortées.

Le malade vomit tout ce qu'on lui donne, quelque temps après le repas.

Les fonctions urinaires se font bien ; l'urine, rendue en petite quantité, donne un léger nuage par l'addition d'acide azotique.

On note des traces d'œdème mou au-dessus des chevilles. Les artères, la crurale et l'humérale, sont petites et un peu dures. Les battements y sont très nets et bien frappés. Les veines jugulaires sont gonflées et saillantes sous la peau. Température, 37°. Le soir, le pouls donne 18 pulsations.

25 mai. — Etat général meilleur, 22 pulsations et 18 inspirations. Température, 36°5. Les syncopes sont moins fréquentes et durent moins longtemps. Le malade a été très agité pendant la nuit.

27 mai. — 22 pulsations, 18 inspirations. La nuit a été très agitée. Le matin, cyanose et extrémités froides. Le malade meurt à 8 heures du matin, le 28 mai.

Autopsie. — Emphysème pulmonaire, cœur normal, orifices normaux. L'aorte légèrement athéromateuse. Le bord libre des valvules mitrale et tricuspide est un peu épaissi. Paroi du ventricule droit un peu hypertrophiée.

A l'examen microscopique, on trouve une dégénérescence graisseuse très prononcée des fibres musculaires. Foie petit, de couleur jaune-brun. Rate grosse. La dure-mère très adhérente à la calotte crânienne. Les artères de la base sont un peu épaisses, surtout la sylvienne gauche. La substance nerveuse est anémiée ; le cerveau, le cervelet, le bulbe, examinés sur des sections très rapprochés, ne présentent aucune lésion visible à l'œil nu.

Observation XVI

(Résumée. — *In* thèse Bouessée).

Pouls lent permanent avec attaques syncopales. — Artério-sclérose du bulbe.

M..., âgé de 62 ans, qui eut à l'âge de 18 ans une fièvre typhoïde ; à 28 ans, rhumatisme articulaire aigu ; entre le

8 janvier 1891 dans le service de M. Dero. Il est oppressé, haletant, tousse fréquemment, crache peu. Fièvre : 38°. Submatité aux deux bases, plus prononcée à droite.

Auscultation. — Râles disséminés dans les deux poumons. Aux bases, râles très fins avec un peu d'obscurité des murmures vésiculaires. Le cœur bat 25 fois par minute, bruits nettement frappés, rythme très régulier. Pouls plein et régulier. Artères dures, sinueuses. Après les soins nécessaires, le 10 février, on entend encore quelques râles ; 30 pulsations ; état général meilleur. Le 15 février, pour la première fois, on entend, à l'auscultation, de temps en temps, entre deux battements cardiaques, un bruit bizarre, éloigné, très faible ; trois ou quatre battements ont lieu très lentement, mais séparés par un grand silence que rien ne trouble ; puis entre deux battements survient ce bruit, qui semble double ou triple et qu'on ne perçoit qu'avec la plus grande attention. Il s'agit là, évidemment, de ce que M. Huchard a appelé des bruits « systoliques en écho ». Même jour, une attaque syncopale. Plus tard, trois nouvelles attaques et, le 26 février, M .. a eu six syncopes et meurt subitement.

Autopsie. — Poumons congestionnés. Péricarde renferme un peu de liquide. Cœur volumineux, recouvert extérieurement de couches notables de graisse.

Aux valvules mitrales, un peu épaissies à leur base, on trouve des noyaux très durs, crétifiés, volumineux, formant un véritable collier à l'orifice mitral. L'une des valvules sigmoïdes présente deux ou trois noyaux indurés. Un peu au-dessus, sur l'aorte, on trouve une grande plaque d'athérome et c'est au milieu de cette induration que se trouve l'origine de l'artère coronaire. La crosse de l'aorte présente aussi quelques plaques d'athéromes, mais ces lésions deviennent bien plus considérables sur l'aorte descendante et particulièrement à l'origine du tronc cœliaque.

Les reins pèsent 150 grammes, sont très durs, ne se décortiquent pas bien. Le foie est congestionné, dur. Cerveau anémié ; l'artère basilaire est indurée à un point tel que le doigt, en la pressant, a la sensation d'un tube de verre ; ses parois résistantes ne s'affaissent pas à la pression. La sylvienne gauche est également indurée.

Nous nous sommes demandé s'il ne fallait pas classer l'opinion de M. Brissaud comme une théorie à part. Mais les faits exposés nous paraissent tellement clairs que nous serions impardonnable si nous passions sous silence une opinion aussi autorisée. Nous relatons ci-dessous l'observation d'après laquelle M. Brissaud base son opinion, observation d'après laquelle la lésion anatomique s'est trouvée localisée au cervelet :

« C'est un jeune homme de 24 ans. Sans hérédité suspecte (parents bien portants). Contracte une syphilis en 1892. Il fut soumis à un traitement sérieux pendant quelques mois. Le malade se présenta à M. Brissaud le 6 mars 1897. A cette époque, il souffrait déjà depuis deux mois de douleurs de tête intolérables surtout derrière les yeux et principalement quand il parlait fort. Le jour de son entrée, il se plaignait d'élancements violents dans la nuque. Il n'avait pas de fièvre, mais nous fûmes frappé de la lenteur de son pouls, qui ne battait que 46 fois.

» On le fait asseoir sur le bord de son lit ; les réflexes rotuliens sont normaux. Mais voilà qu'il laisse tomber lourdement sa tête en avant, comme s'il allait défaillir, puis, sans perdre connaissance, il la renverse en arrière et contracte les muscles du cou. La respiration s'anime, devient stertoreuse et, par moment, s'arrête complètement. Le visage est rouge, vultueux; toute la surface du corps rougit comme le visage et les raies méningitiques font saillie instantanément. Deux flocons de salive mousseuse apparaissent aux coins des lèvres, et, cependant, le malade n'a pas perdu connaissance, il répond d'une voix caverneuse en articulant mal les mots, le regard plongeant dans le vide avec une absolue fixité. Les pupilles sont égales et de diamètre moyen. On le replace sur son lit. Le pouls s'élève à 72. La face, la poitrine et les membres se couvrent de sueur et pâlissent rapidement; les raies méningitiques deviennent maintenant blanches comme si elles avaient été dessinées à la craie. Le pouls retombe à 42. Le malade reprend l'attitude qu'il avait au moment de son réveil; il paraît sur le point de se rendormir, indifférent à la présence de tous ceux qui l'entourent. A cette première crise, succède une seconde crise, quelques instants après la visite. Elle est plus longue que la première et se termine par un vomissement bilieux. Le pouls bat 40.

» Après des alternatives de mieux et de pire sur lesquelles je n'insiste pas, nous vîmes, au commencement du mois de mai, s'affirmer les symptômes de la localisation cérébelleuse.

» Tous les muscles extrinsèques de l'œil gauche avaient perdu leur tonicité. L'orbiculaire lui-même participait à cette asthénie non paralytique. Cela joint à la prédominance des phénomènes auditifs dans l'oreille droite nous faisait supposer une lésion du lobe droit du cervelet. Et, en effet, le malade ayant consenti à se lever, la titubation caractéristique confirma tout de suite notre hypothèse. »

En terminant son étude sur le pouls lent permanent, M. Brissaud discute les différentes théories relatives à cette affection. Puis, sans vouloir cependant généraliser le cas présenté dans l'observation qui précède, cet auteur conclut en ces termes :

« Le ralentissement du pouls est un symptôme ; et l'épilepsie, la syncope, le vertige sont autant d'autres symptômes qui, la plupart du temps, n'ont rien à voir avec le ralentissement du pouls. Mais telle circonstance topographique fait que tous ces symptômes se réunissent et forment un syndrome d'une signification parfaitement déterminée.

» Leur groupement n'a donc lui-même, au point de vue du diagnostic, qu'une valeur de localisation ».

Voici une autre observation, rapportée par MM. Hanot et Luzet à la Société médicale des hôpitaux, que nous résumons.

C'est un vieillard de 72 ans, atteint de pouls lent permanent avec attaques syncopales et épileptiformes. A l'autopsie qui a été faite par M. Hanot avec toute la minutie possible, il a trouvé de la sclérose un peu partout. A l'examen histologique de la moelle épinière, du bulbe et de la protubérance, M. Hanot a trouvé que les lésions du cervelet étaient des plus importantes.

A ce propos, il dit : « Enfin, les lésions vasculaires du cervelet étaient les plus importantes ; mais elles n'avaient agi qu'en modifiant l'irrigation des parties, sans produire des lésions confirmées. Cependant, en tenant compte de la prédominance de la lésion cérébelleuse, il n'est pas impossible qu'elle présente l'élément pathogénique capital. Cette hypothèse ne pourrait prendre corps que par la constatation des lésions analogues dans d'autres cas de pouls lent permanent avec attaques syncopales et par des nouvelles données sur la physiologie du cervelet corroborant la déduction que nous indiquons ».

Malgré toutes ces théories, il y a des cas de pouls lent permanent où les accidents nerveux (syncopes et attaques épileptiformes) ne peuvent être attribués ni à la dégénérescence du cœur, ni aux lésions du bulbe, mais qui sont une dépendance directe de l'urémie.

Voilà trois observations qui viennent à l'appui de cette manière de voir.

Observation XVII

(Debove. — Société médicale des Hôpitaux). — Résumée.

Pouls lent, permanent et urémie

Malade âgé de 81 ans. Trois semaines avant son entrée à l'hôpital (28 juillet 1888) a été atteint d'une syncope après une course un peu longue.

Le même jour, M. Debove constate la lenteur du pouls (32 pulsations) sans lésion du cœur.

L'auscultation du poumon faisait percevoir à peine quelques râles disséminés dans la poitrine. Presque tous les jours survenait une petite crise syncopale suivie de quelques mouvements convulsifs. Dyspnée continue, s'accentuant au moindre mouvement et obligeant le malade à passer la nuit dans un fauteuil. L'urine ne contenait ni sucre, ni albumine. Léger œdème des malléoles.

M. Debove a été frappé du caractère de la dyspnée. Elle était tout à fait en désaccord avec l'état anatomique du poumon, et ressemblait aux crises d'origine urémique observées chez des malades atteints de néphrite. Aussi, en présence de la petite quantité d'urine sécrétée (5 à 800 grammes dans 24 heures), malgré l'absence d'albumine, M. Debove a pensé que le malade pouvait être urémique. On prescrit le régime lacté ; sous cette influence, l'urine devint abondante, la dyspnée s'atténua, puis disparut ; il en fut de même des crises syncopales et épileptiformes. Dans les premiers jours de septembre, le malade sortait du service dans un état très satisfaisant, n'ayant ni dyspnée, ni syncope, mais ayant toujours 32 pulsations.

La persistance du pouls lent sans dyspnée et sans crises nerveuses confirma M. Debove dans l'idée que la lenteur du pouls n'est pas la cause directe des phénomènes observés et qu'ils pouvaient être rapportés à la dyscrasie urémique. Le traitement employé vint encore à l'appui de cette façon de voir.

Observation XVIII

(Gingeot. — Société médicale des Hôpitaux). — Résumée.

Dame âgée de 83 ans, brightique, urinant environ un litre en 24 heures. Les urines renferment ordinairement une quantité plus ou moins notable d'albumine. Le pouls est lent, permanent, et n'a que 30 ou 32 pulsations en moyenne par minute.

Il y a deux ans, la quantité d'urine tomba à 500 grammes et l'urée à 7 grammes par jour ; le pouls battait alors 26 fois au plus, par minute. La malade présenta à cette époque, pendant quelques jours, des accidents très analogues à ceux que signale M. Debove : crises convulsives épileptiformes ; dyspnée ; menaces syncopales. Le régime lacté amena l'augmentation de la quantité d'urine, qui s'éleva progressivement jusqu'à plus d'un litre, et les accidents disparurent en même temps.

Observation XIX

(Rendu, Soc. méd. des Hôp., 1895)

Note sur un cas de syphilis du cœur, accompagnée de pouls lent permanent

Fernand L..., âgé de 43 ans, plombier, entre à l'Hôpital Necker, le 3 décembre, avec tous les signes d'une affection cardiaque en apparence classique.

Quelques rhumatismes il y a une dizaine d'années, pas de traumatismes, ni de coliques de plomb. La santé générale a toujours été excellente. Il y a un an seulement que sont apparus les premiers symptômes de la maladie du cœur, caractérisés par la dyspnée d'effort et surtout des vertiges. A deux reprises différentes, il a dû faire un séjour à l'hôpital, dans les salles de M. Dieulafoy et de mon collègue Huchard. Une crise de dyspnée, plus forte que les précédentes, l'amène dans mes salles.

Le malade, à son entrée, est en pleine asystolie ; cyanosé, les jambes enflées, anhélant, il ne peut se coucher dans un lit et passe ses nuits sur un fauteuil ; ses urines sont rares et il tousse ; les jours précédents il a craché un peu de sang.

L'examen du cœur montre l'organe volumineux ; la matité précordiale est de 15 centimètres le long du bord droit, de 13 centimètres transversalement, la pointe bat dans le sixième espace, sur la ligne axillaire. Les pulsations cardiaques sont inégales et irrégulières, le choc dur mal soutenu, sans frémissement cataire, il y a une arythmie très prononcée, malgré la lenteur remarquable des battements du cœur (de 36 à 40).

L'auscultation fait entendre un bruit de souffle systolique, dont le maximum ne correspond pas à la pointe, mais à la partie moyenne du ventricule. Ce souffle a un timbre râpeux, rude, et s'accompagne d'un piaulement musical, surtout perceptible au niveau du bord gauche du sternum.

Les poumons sont engoués, surtout aux deux bases, sans présenter nettement des foyers de congestion ni d'apoplexie pulmonaire. Les urines sont rares et foncées, très chargées d'urates, mais sans albumine ; le foie gros, un peu sensible à la pression.

Le cas semble être un exemple d'insuffisance mitrale classique avec des phénomènes d'asystolie récente. Je soumets le malade à la digitale (30 centigrammes de poudre en macération) et au régime lacté.

Au bout de 48 heures, l'arythmie a disparue et le cœur se contracte très régulièrement, avec une lenteur singulière (30) que je rattache à l'action de la digitale. Pourtant le malade n'éprouve pas l'amélioration habituellement observée en pareil cas ; l'orthopnée est toujours extrême et le décubitus dans le lit impossible. L'état vertigineux, loin de diminuer, s'est accentué ; L... ne peut faire un mouvement sans avoir des étourdissements accompagnés d'éblouissements et de bourdonnements d'oreilles. Ces phénomènes sont si prononcés, qu'à plusieurs reprises, surviennent des menaces de syncopes, avec pâleur, lipothymie et sueurs froides.

Je suspends, en présence de ces symptômes la digitale, et je fais prendre au malade 1 gramme de caféine dans les 24 heures.

Sous l'influence de ce traitement, une certaine amélioration se produit. Les urines deviennent plus abondantes, la dyspnée et la somnolence moindres ; mais, contrairement à ce qui survient d'ordinaire avec la caféine, les pulsations de la radiale continuent à être remarquablement lentes.

Cette particularité me paraissant insolite, j'étudie avec grand soin le pouls du malade. Il est plein, dur et donne au sphygmographe une ligne d'ascension verticale très accusée ; la descente se fait assez brusquement d'abord, puis très lentement, sans ondulation directe intermédiaire. Ces caractères indiquent une forte contraction ventriculaire et une tension sanguine assez soutenue, mais n'expliquent pas la lenteur inusitée des battements du cœur.

Pendant près de trois semaines, en effet, les symptômes restent absolument les mêmes et malgré tous les stimulants cardiaques : éther, caféine, inhalation d'oxygène, nous n'arrivons jamais à un chiffre de pulsations supérieur à 38 par minute. Le plus souvent, le nombre des battements est exactement de 32 à la minute, approximativement une systole ventriculaire toutes les 2 secondes.

Le cœur, pendant toute cette période, garde à peu de chose près les mêmes dimensions : il se contracte bien, mais les cavités droites sont évidemment dilatées, car les veines jugulaires sont constamment turgescentes et animées de battements qui simulent le pouls veineux. Mais il ne s'agit pas d'une insuffisance tricuspidienne, car les soulèvements de la veine ne sont pas isochromes avec la contraction ventriculaire. Le premier précède la systole auriculaire, le second coïncide avec cette systole.

Cet état de choses se maintient jusqu'au 22 décembre. A partir de ce moment de nouveaux symptômes apparaissent. Les urines, toujours rares, deviennent albumineuses et le pouls, sans augmenter de fréquence, est manifestement plus faible. Ceci correspond à une augmentation de la cyanose des membres et à du refroidissement des extrémités. Le choc précordial est moins prononcé, le piaulement du premier bruit cardiaque disparaît, le souffle lui-même est moins rude.

Ces signes d'affaiblissement du cœur se confirment les jours suivants et, le 26 décembre, le malade meurt subitement, ayant gardé jusqu'à la fin toute sa connaissance et sans avoir présenté la tachycardie, l'arythmie croissante et la somnolence qui accompagnent d'ordinaire les dernières périodes des maladies du cœur. Le matin même de la mort, le pouls battait encore 36 pulsations.

Autopsie. — Outre l'engouement des poumons et un certain degré d'épanchement pleural produit pendant les derniers jours de la vie, les reins offrent des altérations importantes. Irréguliers, bosselés, parsemés de petits kystes, ils ont l'aspect de petits reins gras, granuleux bien plutôt que de reins cardiaques. La capsule de Glisson est adhérente. A la coupe, les pyramides sont injectées, tandis que la substance corticale est pâle et atrophiée : le tissu conjonctif interstitiel est hypertrophié. Rate petite, scléreuse, cœur gauche hypertrophié et dur. Pas de péricardite.

Il existe une large plaque jaune, uniformément épaissie et de consistance quasi cartilagineuse, qui s'étend depuis l'insertion des valvules sigmoïdes aortiques jusqu'aux muscles papillaires antérieurs, en englobant la grande valve de la mitrale. En arrière, elle envahit la cloison interventriculaire et acquiert une épaisseur considérable à la partie supérieure de cette cloison. Il en résulte un canal rétréci, sous-aortique, dont les parois sont transformés en tissu fibreux, induré et rigide. A la partie supérieure et antérieure du ventricule gauche, au niveau de l'orifice auriculo-ventriculaire, on constate une tumeur plus grosse qu'un œuf de pigeon. La consistance est élastique et ferme. Le centre de la néoplasie est de couleur jaunâtre, d'apparence caséeuse ; la périphérie fibreuse, entourée d'une zone embryonnaire.

Cette tumeur est manifestement une gomme syphilitique parvenue au stade de régression. Il est probable que la plaque d'aspect fibro-cartilagineux de l'endocarde est également de nature syphilitique.

L'examen des centres nerveux a été poursuivi avec le plus grand soin dans l'hypothèse que des lésions bulbaires eussent pu déterminer le pouls lent permanent constaté pendant la vie. Je n'ai trouvé aucune altération appréciable du cerveau, ni du bulbe ; les artères ne sont ni épaissies, ni athéromatheuses, ni thrombosées. A l'œil nu, tout au moins, la moëlle allongée est absolument normale.

« Il me paraît plus vraisemblable, dans le cas présent, de rapporter la lenteur du pouls observé aux lésions rénales concomitantes ».

Observation XX

(Recueillie dans le service de M. le professeur Mairet et le service de M. Vires)

Pouls lent permanent avec attaques syncopales

D. A..., entré à l'hôpital d'aliénés, le 9 août 1892.

Antécédents héréditaires. — Père. — Caractère mélancolique, homme peu énergique. La moindre contradiction l'affaissait ; mort à 62 ans, à la suite d'un refroidissement ; avait eu des accès d'asthme (?) ; ne pouvait se livrer à aucun travail. Pas de rhumatisme ; homme très sobre ; a eu des frères et sœurs. Aucun n'a eu de maladie sérieuse. Les uns, morts très âgés ; un, mort à la suite de contractures. Le père de D... est mort, pour ainsi dire, de mélancolie. Grand-père paternel, mort très âgé ; grand'mère inconnue.

Mère. — Morte à 70 ans, morte de chagrin à la suite de la perte d'une fille ; n'avait jamais été malade. Elle avait un caractère très faible. Pendant les six dernières années de sa vie, elle avait des crises pendant lesquelles elle poussait des cris ; était tombée dans la démence complète.

Un frère de la mère mort à 84 ans, jamais malade. Grand-père et grand'mère inconnus.

Le malade a eu cinq frères et sœurs. L'aînée est une fille devenue complétement idiote, à la suite de crises convulsives, à l'âge d'un an : n'a jamais pu apprendre ni à lire, ni à écrire, mais pouvait bien parler, faisait même peur à des enfants de son âge. Par moments, elle avait des contorsions et des mouvements convulsifs dans les membres supérieurs et la bouche. Est morte à l'âge de 34 ans. Deux sont mortes jeunes, sans rien de particulier. Un frère, âgé de 58 ans, bien portant, n'a jamais été sérieusement malade. Pas de rhumatismes.

Antécédents personnels. — A l'âge de 6 ans, on lui avait fait faire une grande marche, et il en avait été excessivement fatigué, à tel point que M. D... fut très malade et on croyait qu'il allait mourir, mais il ne peut pas donner des renseignements plus précis à ce sujet. A 10 ans, étant à l'école, brusquement il est pris d'une grande faiblesse. Vers l'âge de 18 à 20 ans, n'a eu rien de particulier : avait connu son père toujours un caractère mélancolique, se laissait facilement aller, la moindre chose l'abattait, mais avait cependant une intelligence moyenne.

En 1863, envoyé à Nantes, fut saisi d'une peur très intense, ne cherchait pas à se faire des relations, aimant la solitude. En 1873, le malade ressent des douleurs de tête ; au bout d'un mois avait un grand dégoût pour faire son travail. Céphalée surtout frontale. Il craignait d'avoir une attaque. Le malade demeurait toujours affaissé, refusait de sortir de chez lui, se trouvait fatigué et lorsqu'il sortait, il avait toujours peur d'une attaque. Il dut cesser complètement son travail de bureau. Il demeura ainsi 4 à 5 mois triste et affaissé, préoccupé de ne pouvoir plus faire son travail Il sentait qu'il avait perdu toute volonté de faire quelque chose, tout lui était indifférent ; il passait tout son temps à réfléchir sur son état.

En 1884, s'il ne se couchait pas de bonne heure le soir, il était pris d'un sommeil lourd qu'il ne pouvait pas éviter. Ce phénomène n'a pas duré très longtemps. En 1891, au mois de juillet, il commence à perdre l'appétit ; le travail le fatigue beaucoup. Il le fait avec plus de lenteur, avait la tête très lourde et, le matin, en se levant, avait comme des éblouissements se répétant plusieurs fois pendant qu'il s'habillait. La tête lui tournait comme s'il allait tomber, il lui passait comme des éblouissements devant les yeux. Il n'est jamais tombé.

Vers la fin de juillet, un matin, en montant une rue, tout à coup il doit s'arrêter, il lui est presque impossible de marcher et s'il avait voulu marcher il serait tombé. Il ressentait brusquement une douleur au creux épigastrique, comme si on lui avait donné là un coup de poing ; la respiration s'arrêtait aussi brusquement. Il demeure ainsi quelques secondes et recommence son chemin.

Les jours suivants, les mêmes accès se reproduisent lorsqu'il marche sur un chemin de pente, ou surtout quand il veut monter un escalier. Il sentait une faiblesse, principalement dans les membres inférieurs, avec oppression respiratoire. Avait douleur non seulement au creux épigastrique, mais dans la région précordiale.

Cet état persiste jusqu'en octobre.

A ce moment, il était à un bureau ; il se lève, et alors une sorte d'étourdissement, comme s'il allait tomber, et des éclairs passent devant ses yeux. Il se baisse pour prendre un registre dans une armoire basse, quand tout à coup il perd complètement connaissance et tombe.

On le relève aussitôt et la syncope disparaît. Il était pâle et demeure très faible. Il reconnaissait parfaitement toutes les personnes qui l'entouraient. Pas de vomissements.

Le lendemain, après une heure de travail, il a un vertige et il lui semblait qu'il allait tomber.

Plus tard, il devint irritable, avait un grand dégoût de sortir. Devenu excessivement timide, ne voulait rencontrer aucune connaissance. Rien ne l'intéressait, il était dégoûté de l'existence, il avait des idées de suicide.

Plus tard, il était très préoccupé de sa maladie. Il sentait que son cœur ne battait pas normalement. Il battait plus fort, très lentement, et ces bruits, qui arrivaient ainsi lents et monotones à l'oreille, l'énervaient beaucoup. En même temps, il sentait une douleur au niveau du sternum et dans la région précordiale. Pas de douleur nette d'angine de poitrine.

Il sent toujours sa tête lourde et éprouve une faiblesse générale.

A son entrée à l'établissement, l'insomnie était absolue. L'état mental toujours le même, triste, préoccupé. Son cœur le tracasse beaucoup. Il avait des douleurs précordiales assez marquées. Il prétend qu'il est venu ici pour faire soigner son système nerveux.

Il n'a pas de forces, il est abattu, a des congestions à la tête qui lui font mal.

Il se sent très faible. Ses jambes ne peuvent plus le porter. Depuis un an, il a des vertiges, il a même perdu connaissance un jour après ces vertiges, qui ont duré quelques secondes. Pas de paralysies consécutives.

Il avait des sensations de fourmillements dans la tête, un sentiment de brûlure dans les pieds. En même temps, il s'inquiétait, se voyait très malade, avait des idées noires. Il sent que sa volonté s'en va. Il devient très impressionnable à la seule vue d'une personne qu'il connaît. Rien du côté des oreilles, rien du côté du nez et de la bouche. Il voit quelquefois des étincelles, des étoiles devant les yeux. Il se sent lourd et pesant. Aime rester au lit. Se préoccupe de son état. Il a pensé quelquefois au suicide. Il a essayé de se pendre, mais la corde s'est cassée.

Antécédents personnels. — N'a que 53 ans, paraît déjà un vieillard de 60 ans passés. Pas de rhumatisme, pas de syphilis, pas d'excès de boisson. A l'âge de 26 ans, excès génitaux, physionomie triste. Pas de tremblements de la langue, mais lorsque celle-ci est tirée hors de la bouche les lèvres tremblent. Pupilles égales, un peu dilatées. Tremblements très marqués de tous les doigts à grandes envergures. Réflexes plus marqués à gauche qu'à droite.

Ne peut pas se tenir sur la jambe gauche. Se tient un peu mieux sur la droite.

Face plus développée que le crâne. Yeux enfoncés.

Homme de grande taille, fort, très charpenté, une tendance à l'obésité. Marche lentement, à petits pas, la tête basse. N'aime pas remuer. Reste dans un coin triste, soucieux, mais sans stupeur.

Tremblements dans tout le corps. Pas de troubles parétiques.

Muscles des yeux normaux. Les pupilles réagissent bien à la lumière et à l'accommodation.

Réflexes musculaires exagérés.

Sensibilité parfaitement conservée.

Troubles vaso-moteurs : mains violacées, injectées ; les membres inférieurs de même. A eu de l'œdème périmalléolaire. Le doigt laisse un léger godet.

Bon appétit. Estomac dilaté. Après les repas, fatigue, somnolence.

Respiration presque normale ; un peu d'inspiration bruyante.

Appareil circulatoire : rien au niveau des artères périphériques.

Pouls : 36. Ondée est longue sous le doigt avec dicrotisme très accentué. Le pouls est dépressible.

Matité cardiaque augmentée tranversalement et verticalement.

A l'auscultation, on entend, à la pointe, un souffle au premier temps, rude, prolongé, se propageant vers l'aisselle ; le deuxième bruit est nettement frappé.

A l'aorte, même souffle au premier temps. Second bruit claqué.

Au niveau de la pulmonaire, le souffle s'entend, mais moindre.

Au niveau de la tricuspide, on perçoit, de temps à autre, un redoublement du deuxième bruit.

Pas de bruit en écho.

Le tracé sphygmographique ne donne pas de ressaut pendant la diastole.

La ligne d'ascension est peu élevée. Il semble qu'il y a un peu d'hypertension.

Comme traitement, il a eu de la caféine et de la trinitrine.

16 mars. — Le malade est très déprimé, abattu ; il a une tendance invincible au sommeil et demeure toute la journée dans une torpeur physique et intellectuelle très considérable.

Le pouls ne bat que 28 fois. Très fort et dépressible.

19 mars. — Le malade est un peu plus éveillé. — Pouls : 34.

Se plaint de grande faiblesse, accompagnée de tremblements généralisés, avec un sentiment d'angoisse quand il vient d'aller à la selle.

Pouls : 38. Souffle au premier temps.

On lui prescrit la caféine.

21 mars. — Pouls : 42. Souffle couvrant le premier bruit et le petit silence.

Le 7 mars 1894, il passe à l'Hôpital-Général, où il se trouve actuellement.

Le diagnostic porté à l'asile :

M. D... est atteint d'idées de tristesse, à direction hypocondriaque, qui paraissent réellement constituer une véritable aliénation mentale. A ces idées délirantes, s'ajoutent des tremblements musculaires.

Ces derniers troubles semblent indiquer une sénilité anticipée, qui serait peut-être, elle aussi, le point de départ de manifestations psychiques.

D'après les renseignements que nous avons pu recueillir, M. D..., depuis sa sortie de l'asile, n'a eu rien de particulier, n'a présenté aucune manifestation morbide qui ait pu attirer l'attention du médecin. Le malade, d'après ce qu'il nous a dit, se trouve à peu près dans le même état depuis 1894, année de sa sortie de l'asile, jusqu'à aujourd'hui.

Voici son observation, que nous avons recueillie ces derniers jours :

Homme de 62 ans, de taille moyenne, fort, bien charpenté, avec tendance à l'obésité. Nous ne revenons pas sur d'autres détails qui sont déjà mentionnés dans l'observation prise à l'asile, pour ne pas tomber dans des redites. En examinant les différents appareils et le système nerveux, nous avons trouvé :

Appareil respiratoire. — Rien de particulier. Le malade ne tousse pas, ne crache pas, n'a jamais marché suffisamment pour remarquer s'il est essoufflé.

Appareil digestif. — C'est l'appareil qui constitue la plus grande préoccupation du malade. « On a fait fausse route », au dire du malade, en soignant les autres appareils, comme le cœur et le système nerveux. Il croit que tout son mal provient de l'estomac.

Appétit diminué, mais n'est pas dégoûté de certains aliments, digère tout ce qu'il prend. Il est pris, parfois, après le repas, d'une somnolence qui le force souvent à se coucher. Se plaint d'une constipation opiniâtre, qui lui cause un grand ennui ; se plaint d'une fatigue extrême, d'un abattement général, d'une angoisse après être allé à la selle.

A l'examen direct, on trouve le ventre ballonné, parois flasques, tympanisme exagéré, surtout dans la région de l'estomac.

Du côté des reins, rien à signaler, le malade se lève deux ou trois fois pour uriner la nuit, vu son âge. L'examen des urines présente un grand intérêt. Nous rapportons plus bas le résultat de l'analyse.

Système nerveux. — Il conserve toujours son état hypocondriaque. Il est continuellement préoccupé de sa maladie ; des idées toujours tristes le dominent ; il ne veut pas sortir et n'aime pas de rencontrer des personnes de sa connaissance ; il est taciturne, et, quand il parle, c'est pour se plaindre de son état. Il se sent fatigué, et cette fatigue l'empêche de faire le moindre mouvement.

Aucun trouble de la sensibilité.

Depuis sa sortie de l'asile, le malade n'a jamais eu ni vertiges ni syncopes.

Il présente des troubles vaso-moteurs, qui se traduisent par des plaques violacées aux mains et à la figure.

Pendant les trois accès de lypémanie qu'il a présentés durant son séjour à l'Hôpital-Général, ses urines, analysées, ont donné les résultats suivants :

Tableau

DATES	Quantité	Densité	Acide	Urée	Ac. urique	Acide phosphoriqᵉ	Chlorures	Albumine
				gr.	gr.	gr.	gr.	
6 mars 1899.	500	1026		44	0,90	3,18	1,8	tr. rétractil^es
9 mars 1899.	696	1023		39	»	2,74	2,4	alb. rétract.
10 juin 1899.	300	1030		25,1	0,945	2,80	7,6	pas d'album.
En dehors des accès, l'analyse a été :								
12 fév. 1900.	1650	1025	Acide	15,7	0,273	0,47	7,1	pas d'album.

Appareil cardio-vasculaire. — Rien à noter du côté des artères périphériques. Les radiales ne sont pas dures ; les temporales ne sont pas saillantes ; pas de battements de la jugulaire.

Cœur. — A la palpation, on ne sent rien de particulier.

Percussion. — La matité est augmentée verticalement et transversalement.

Auscultation. — Les bruits du cœur sont à peine perceptibles à la pointe. Le maximum de bruit est perçu en plein ventricule.

Les bruits du cœur sont normaux. Régularité parfaite. Pas de faux pas. Les deux bruits sont séparés par des silences trop longs.

On entend très nettement un souffle ayant sa plus grande intensité à la pointe, et se propageant vers l'aisselle. Ce souffle commence avec le premier bruit et le couvre presque complètement. A l'aorte, on entend le souffle au premier temps, mais beaucoup plus faible. Le deuxième bruit est un peu claqué.

A la pulmonaire, rien de particulier.

Le pouls bat 34 fois à la minute. Il est plein, régulier, un peu dépressible.

Nous avons trouvé encore une observation de pouls lent permanent chez une aliénée, relatée par Belmondo.

Voici son résumé :

F. A... 29 ans, « a donné des signes d'aliénation mentale après chacune de ses quatre parturitions au moment de la fin de la période de l'allaitement ; la dernière fois elle fut recueillie à la clinique psychiâtrique de Florence; 16 mois après son accouchement elle fut atteinte de stupidité ou démence aiguë, par suite d'épuisement. Le phénomène important qu'elle présentait était la raréfaction du pouls, qui variait entre 32 et 45 battements à la minute et était également arythmique. C'est un cas de pouls lent permanent. »

Quelle est la part qui appartient à l'aliénation mentale dans la pathogénie du pouls lent permanent ? Nous ne le savons pas.

ÉTIOLOGIE. — PRONOSTIC. — TERMINAISON.

Le pouls lent permanent se rencontre plus souvent chez l'homme que chez la femme. Dans la plupart des observations, les malades étaient âgés de 50 à 70 ans ; nous nous occupons donc d'une maladie de l'âge mûr. Toutes les intoxications (alcoolisme chronique, plomb, syphilis, rhumatisme, grippe), toutes les diathèses, la sénilité elle-même, fait physiologique que l'on rencontre dans la majorité des cas, favorisent la formation de l'artério-sclérose.

Le pronostic est toujours grave pour le malade ; tous les symptômes menacent le sujet. Les malades peuvent mourir de l'asystolie ; ils peuvent aussi succomber pendant une attaque syncopale ou épileptiforme. En effet, si la fibre cardiaque est en dégénérescence graisseuse, elle ne pourra suffire aux besoins de l'organisme ; le résultat sera le même si l'artério-sclérose a profondément envahi les vaisseaux cardiaques.

La durée de la maladie est variable ; elle varie de quelques semaines à plusieurs années. Dans certains cas, le malade meurt comme foudroyé pendant une attaque ; ce cas est surtout fréquent pendant une attaque d'angine de poitrine. Quand les accidents nerveux résultent d'une urémie, le pronostic s'améliore sûrement, si on soumet à temps le malade à un régime approprié.

TRAITEMENT

En présence d'un sujet atteint de la maladie d'Adams-Stokes, quel traitement conseillerons-nous? Donnerons-nous de la digitale pour relever le cœur ? Nous ne le pensons pas ; car la digitale ralentirait encore le pouls et, par conséquent, aggraverait la maladie. Instituerons-nous un autre traitement toni-cardiaque ? Non, car la meilleure façon d'agir contre une affection est de combattre les différentes causes qui peuvent la déterminer. En effet, si nous sommes en présence d'un malade dont la syphilis peut être mise en cause, nous instituerons immédiatement le traitement spécifique ; avons-nous affaire à un alcoolique, c'est avec tous les moyens en notre pouvoir que nous combattrons l'alcoolisme. Il en est de même pour les diathèses : à chacune d'elles nous donnerons le traitement qui lui convient.

Quand la maladie reconnaît comme étiologie l'artériosclérose (opinion émise par M. le Dr Huchard), nous ne saurions préconiser un meilleur traitement que celui qu'il conseille dans les indications suivantes :

1° Indication cérébro-bulbaire. Il faut combattre l'ischémie bulbaire par des médicaments qui ont pour propriété de congestionner les centres nerveux. Parmi eux, il faut citer le nitrite d'amyle, qui, employé en inhalations de 5 à 6 gouttes, produira les meilleurs effets au moment des crises syncopales ; la trinitrine employée par la voie gastrique, excellent succédané du nitrite d'amyle. Je la prescris à la dose de 10 à 15 gouttes par jour sans jamais dépasser chaque fois la dose de 2 à 3 gouttes d'une solution alcoolique au centième.

On peut encore employer les injections sous-cutanées, comme je l'ai démontré (40 gouttes d'une solution de trinitrine au centième, dans 10 grammes d'eau ; injecter 2 à 3 demi-seringues de Pravaz par jour). Ce médicament a produit à la longue les effets thérapeutiques du nitrite d'amyle ; il agit comme lui à titre de vaso-dilatateur et je m'étonne que son usage ne soit pas davantage répandu ; car il n'est pas dangereux et il produit parfois des résultats remarquables, comme M. Potain me le rappelait il y a quelques jours à propos de plusieurs malades.

2° Indication cardiaque. — Il faut relever de bonne heure et avant même l'apparition de troubles asystoliques ou hyposystoliques la puissance contractile du cœur. Pour cela, on n'aura jamais recours à la digitale, qui est toujours contre-indiquée dans les bradycardies. Mais on aura recours plutôt aux vins généreux, à l'alcool, au thé, au café et enfin à la caféine par la voie gastrique, ou plutôt sous forme d'injections hypodermiques.

3° Indication rénale. — Il faut, de bonne heure, même avant l'apparition de l'albuminurie, prescrire le régime lacté à ces malades, car ce régime est à la fois une médication cardiaque et rénale.

CONCLUSIONS

1° La maladie du pouls lent permanent est un syndrome bulbo-protubérantiel caractérisé par les trois grands symptômes :

Pouls lent permanent;
Attaques syncopales ;
Attaques épileptiformes.

2° Ce syndrome, en raison de sa localisation bulbo-protubérantielle, a une signification parfaitement déterminée et précise.

3° Sa pathogénie est encore peu connue. Les différentes théories, cardiaque, nerveuse, par ischémie bulbaire et cérébelleuse, n'élucident pas la question d'une façon satisfaisante.

4° Les indications thérapeutiques se tirent des notions étiologiques et pathogéniques, et s'adressent à l'ischémie, à la sclérose, à l'athérome et à leurs complications.

BIBLIOGRAPHIE

1827. Adams. — Mémoire sur quelques cas de pouls lent permanent. Dublin. *Hosp. reports*, V.

1841. Halberton — *Medic. chirurg. Trans. of the Roy. Soc. of London.*

1846. Stokes. — Maladies du cœur et de l'aorte (Traduction Sénac).

1849. Cl. Bernard. — Influence de la section des pneumogastriques sur les contractions du cœur.

1858. Cl. Bernard. — Leçons sur la path. et la phys. du syst. nerveux.

1865. Landois. — Expériences sur l'hyperhémie de la moelle cervicale.

1865. Cl. Bernard. — Sur la physiologie du cœur. Leç. de Sorbonne.

1866. Hutchinson. — On fractures of the Spine. In *The London Hosp. reports.*

1866. Rosenthal. — In *Zeitschr. für fract. Heilkünde.*

1870. Rotureau. — *Union médicale,* mars.

1870. Lorain. — Th. Paris.

1875. Cornil. — *Soc. de Biol.* Mai.

1875. Malassez. — *Soc. de Biol.*

1876. Vigouroux. — *Gaz. des Hôpit.*

1879. F. Franck. — Pression intercrânienne. (Travaux de laboratoire).

1877. Rendu. — Soc. des sciences médic. de Lyon.

1878. Duret. — Th Paris.

1879. Blondeau. — Th. Paris.

1879. Clozel de Boyer. — Th. Paris.

1880. Charcot. — Traité des maladies du système nerveux, t. II, p. 138.

1881. Lasègue. — *Gaz. Hôp*, 26 mars.
1881. Truffet. — Th. Lyon.
1882. Stackler. — *Revue de méd.*
1883. Chauveau. — *Lyon médical*, n° 5.
1883. Letulle. — Th. agrég. Paris.
1887. Lebrun. — *Bull. Acad. roy. méd. Belgique*. Bruxelles.
1888. Debove. — *Bull. soc. méd. des Hôpit.*
1888. Gingeot. — *Ibidem.*
1889. Huchard. — Traité des maladies du cœur et des vaisseaux.
1889. Huchard. — *Bull. Soc. de thérapeutique*, mars.
1890. Vaquez. — *Gaz. hebd.*, p. 38.
1890. Huchard. — *Bull. méd.*, p. 937.
1890. Grasset. — Leçons de clinique médicale.
1890. Regnard. — Th. Paris.
1892. Debove et Achard. — Manuel de médecine, t. II, p. 297.
1894. Quelmé. — Th. Paris.
1895. Brissaud. — Leçons sur les maladies nerveuses.
1895. Rémond et Beylac. — *Archives médicales de Toulouse.*
1898. Chauffard. — *Bull. médical.*
1899. Dieulafoy. — *Bull. médical.*

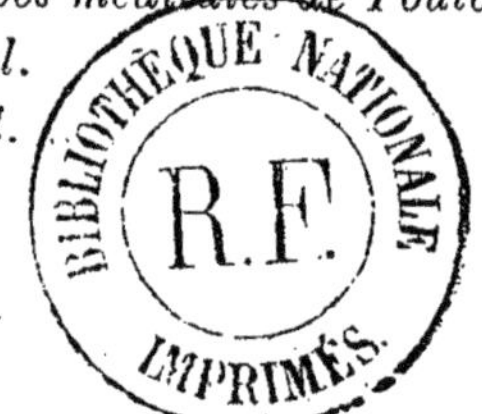

www.ingramcontent.com/pod-product-compliance
Ingram Content Group UK Ltd.
Pitfield, Milton Keynes, MK11 3LW, UK
UKHW020207200726
13856UKWH00003B/1236